ETRE BIEN POUR LA VIE

MÉTHODE MONTIGNAC DEPUIS 1986

MAIGRIR AVEC LA CUISINE MÉDITERRANÉENNE

Saveurs Orientales

EDITIONS Alpen
Alpen Éditions
9, avenue Albert II
98000 Monaco

Michel Montignac est le premier au monde à avoir en 1986 introduit l'index glycémique dans l'amaigrissement. La méthode Montignac*, mode alimentaire mondialement connue depuis plus de 25 ans, est la premère à s'être basée sur le concept des Index Glycémiques (IG).

*Marque déposée de Nutrimont

Du même auteur :
- *Maigrir à l'aide des compléments alimentaires,* Alpen Éditions, Monaco
- *Entrées minceur,* Alpen Éditions, Monaco
- *Poissons et crustacés minceur,* Alpen Éditions, Monaco
- *Viandes et volailles minceur,* Alpen Éditions, Monaco
- *Desserts minceur,* Alpen Éditions, Monaco
- *Le régime Index Glycémique,* Alpen Éditions, Monaco
- *Recettes minceur midi et soir,* Alpen Éditions, Monaco

ISBN : *978-2-35934-300-7*

Texte : *Suzy Montignac*
Avec la collaboration de Renée Lanzetta
et de Pascal Vuachet, diététicien Montignac
Couverture : *Armelle Gauthier, Stéphane Falaschi*

9, avenue Albert II
MC - 98000 MONACO
Tél. : *00377 97 77 62 10*
Fax : *00377 97 77 62 11*

Direction : *Christophe Didierlaurent*
Responsable éditoriale : *Fabienne Desmarets*
Service éditorial : *Sandra Del Barba*
Mise en page et infographie : *Stéphane Falaschi*

Dépôt légal : *2014*
Imprimé en Union Européenne

ETRE BIEN POUR LA VIE

MÉTHODE MONTIGNAC · DEPUIS 1986 ·

MAIGRIR

AVEC LA CUISINE MÉDITERRANÉENNE

Saveurs Orientales

EDITIONS Alpen

Alpen Éditions
9, avenue Albert II
98000 Monaco

SOMMAIRE

Avant-propos

C'est un immense honneur et privilège d'avoir été invitée à rédiger l'avant-propos de ce livre, comme l'était de connaître Michel Montignac.

J'ai rencontré Suzy et Michel pour la première fois il y a 10 ans quand je suis arrivée à Genève. La méthode Montignac m'a tout de suite fascinée. D'origine finlandaise et issue d'une famille sportive, je m'intéressais depuis longtemps déjà à la nutrition.

« Pourquoi interdis-tu les galettes caréliennes ? (spécialités finlandaises) » fut la première question que je posai à Michel. Il revenait tout juste de Finlande et j'étais curieuse de savoir pourquoi nos traditionnelles et précieuses galettes à base de farine de seigle et de farine de riz étaient bannies de la méthode ! Sa réponse, comme d'habitude, fut rapide et directe. " La farine de seigle est ok. Le problème c'est le riz. Trop cuit, il a un IG élevé ».

Certaines des choses que nous aimerions manger au quotidien ne sont pas toujours les meilleures pour notre santé, à moins de ne les consommer que ponctuellement. Cela est vrai pour toutes les cuisines du monde. A la question de mon mari d'origine égyptienne qui n'arrivait pas à maigrir en dépit d'une alimentation saine, Michel répondit sans ménagement " parce que tu manges trop". Il était comme cela Michel : pragmatique, direct, stoïque et méticuleux.

Michel aimait ma cuisine, un mélange de cuisine finlandaise et égyptienne. Des recettes simples telles que ma purée de pois chiches ou ma purée de tomates-feta. Il aimait par-dessus tout mon pain pita fabriqué à partir de farine égyptienne brut qui contient 40% de protéines en plus que le blé standard. Quant à ma belle-mère, elle était étonnée lors de ses visites, de constater qu'en passant si peu de temps en cuisine, j'arrivais à concocter des recettes simples, savoureuse et saines. A Alexandrie, sa ville d'origine, les femmes consacrent une grande partie de leur journée en cuisine à papoter, couper, hacher, éplucher, laver et cuisinent, longtemps, parfois trop longtemps.

Quand notre famille finlando-égyptienne a déménagé au Caire, j'ai été plongée dans la culture culinaire du pays et j'ai vraiment compris, à ce moment-là, ce que ma belle-mère voulait dire.

Comme dans la plupart des pays industrialisés, les fruits et légumes courants sont beaucoup trop traités. J'ai préféré égrener les marchés pour y trouver des fruits et légumes biologiques, haricots secs, aubergines, poivrons, carottes, lentilles, etc. Petit à petit, j'ai réalisé qu'il existait dans la cuisine égyptienne des habitudes qui étaient incompatibles avec la méthode-Montignac : repas anarchiques, cuisson excessive, utilisation de mauvaises graisses, utilisation excessive de sucre et farine blanche.

À notre retour à Genève, Michel était décédé. Mon mari et moi avons perdu un ami proche qui nous était extrêmement cher. J'ai donc été ravie, presque soulagée, d'apprendre que Suzy continuait la mission de Michel, elle qui a partagé sa vie et le connaissait mieux que quiconque. Je suis honorée d'apporter ma contribution à ce livre par le biais de trois de mes recettes favorites (purée de tomates à la feta, soupe de poulet spécial Ramadan, pain au kamut).

Susanna Salem

Titulaire d'une maitrise et d'un certificat en philosophie politique, Susanna Salem a étudiée l'économie, le commerce international, la politique et l'histoire des religions. Elle est membre actif de plusieurs organisations caritatives, notamment de Kulttuurikameleontit ry, une organisation finlandaise à but non lucratif venant en aide aux femmes et enfants des rues du Caire (Egypte).

Introduction

Ce livre de 100 recettes inédites vous permettra de profiter de la cuisine du Moyen-Orient tout en vous soulageant des kilos superflus. C'est ça la méthode Montignac !

Car pour maintenir un poids idéal longtemps, il est indispensable de prendre du plaisir à manger, comme le savent déjà celles et ceux qui ont suivi des régimes hypocaloriques.

L'un des dangers des régimes restrictifs est en effet le développement à terme d'une relation antagoniste avec la nourriture. Bien souvent, cette méfiance vis à vis de la nourriture conduit à de graves troubles alimentaires (boulimie, anorexie), en particulier chez les jeunes, davantage vulnérables à la pression sociale. La méthode Montignac propose une réelle alternative. Celle de considérer la nourriture comme un des grands plaisirs de l'existence.

En préparant le plus souvent possible leurs repas à partir de produits frais, les lecteurs de ce livre vont pouvoir faire d'une pierre trois coups : maigrir pour conserver un poids de forme à long terme, manger plus sainement au bénéfice de leur santé (et de celle des leurs) et se faire plaisir en faisant plaisir à leur entourage immédiat en concoctant des plats hauts en saveurs.

La première partie de l'ouvrage est consacrée à un rappel des principes de la méthode Montignac. Cette lecture pourra ainsi constituer une bonne piqûre de rappel pour tous ceux qui l'ont découvert il y a déjà de nombreuses années, et qui profiteront alors de l'occasion pour actualiser leurs connaissances. Car la méthode n'a jamais cessé de progresser et de se perfectionner depuis son avènement en 1986.

La deuxième partie du livre est consacrée aux travaux pratiques ! 100 recettes faciles et variées, 1 semaine de menus, ainsi que l'analyse d'une authentique carte de restaurant qui vous permettront enfin et en toutes circonstances d'allier plaisir et perte de poids.

Nous vous souhaitons beaucoup de plaisir à la lecture de ce livre, ainsi qu'à la réalisation et dégustation des recettes.

Bon appétit et bon amaigrissement !

> Pour en savoir plus sur la méthode Montignac, visitez le site www.montignac.com

LES ORIGINES

Une méthode d'amaigrissement réellement équilibrée

La méthode Montignac n'est pas un régime dans le sens traditionnel du terme. La majorité des régimes sont en effet caractérisés par une restriction alimentaire durant un temps donné.

La méthode Montignac repose au contraire sur le principe d'une alimentation équilibrée que l'on pourra suivre au quotidien sans frustration. Les glucides, protéines et graisses sont choisis en fonction de leur qualité et sur leur capacité à entretenir des réactions métaboliques complètes et équilibrées pour éviter la prise de poids, le diabète de type 2 et les maladies cardiovasculaires.

La méthode Montignac a aidé des milliers de personne en surcharge pondérale à résoudre définitivement leur problème de poids. 85% de ceux qui ont suivi la méthode ont perdu un nombre significatif de kilos. La majorité d'entre eux ne les a jamais repris. Chez ceux qui ont obtenu les meilleurs résultats, la méthode n'est pas uniquement simple à suivre, elle est aussi très agréable — au point de réveiller chez certains le plaisir de manger à nouveau. Certaines personnes sont d'ailleurs si confortables en Phase I (phase d'amaigrissement) qu'elles n'éprouvent aucun besoin de suivre la Phase II (phase de stabilisation).

En plus de perdre du poids, certains d'entre vous nous ont confié avoir rencontré certains effets secondaires très positifs :

- Disparition de problèmes intestinaux.
- Amélioration de la forme physique et de l'état psychologique.
- Meilleure qualité de sommeil.
- Meilleure résistance aux maladies, de part un choix d'aliments riches en micronutriments (vitamines, minéraux et oligo-éléments).

Michel Montignac

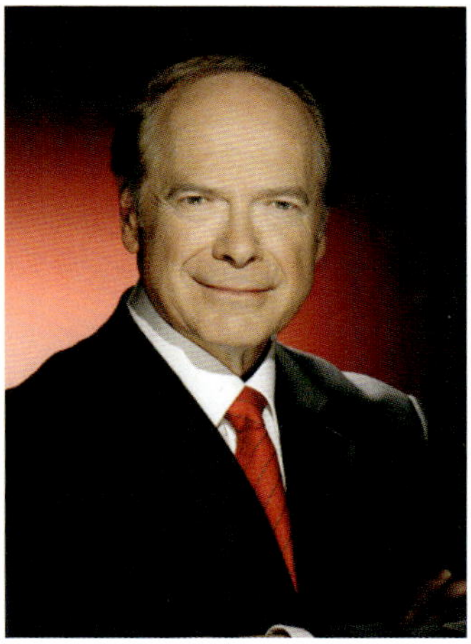

Michel Montignac fut un enfant obèse. Après des études de Sciences Politiques il mène une carrière internationale de cadre supérieur dans l'industrie pharmaceutique. Au début des années 80, il décide d'entreprendre des recherches sur la nutrition afin de résoudre son problème de poids. Ses découvertes le conduisent à élaborer une méthode originale d'amaigrissement qu'il expérimente sur lui-même avec succès en se délestant d'une quinzaine de kilos tout en continuant à manger normalement. Il fait ainsi la démonstration que ce qui est déterminant dans la prise de poids, c'est moins le contenu calorique de l'aliment que son contenu qualitatif.

En 1986, il publie à compte d'auteur, « Comment maigrir en faisant des repas d'affaires ? » qui devient immédiatement un bestseller. Ce succès inattendu l'encouragera à approfondir ses recherches en s'entourant notamment d'une solide équipe scientifique.

Suzy Montignac

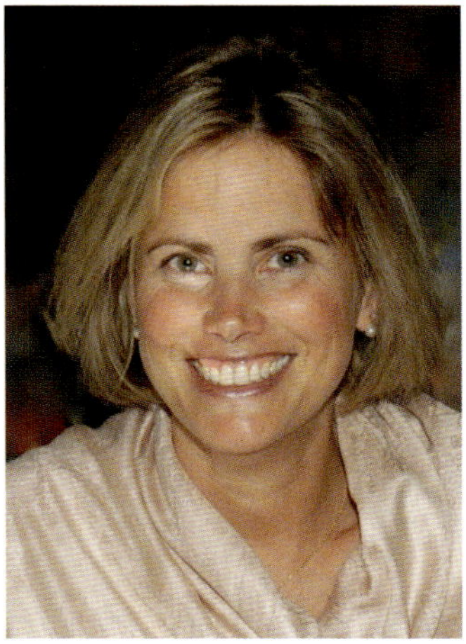

Épouse et muse de Michel Montignac, Suzy Montignac, a participé de manière très active au développement et à la médiatisation de la méthode. D'origine américaine, et mère de leur deux enfants, elle est passionnée depuis toujours par la cuisine, la santé et la nutrition. Succédant au décès de Michel Montignac à la présidence de Nutrimont – société qui possède les marques Montignac – elle poursuit aujourd'hui sa mission qui est d'aider le plus grand nombre à atteindre et à conserver un poids idéal pendant leur vie durant.

LA MÉTHODE MONTIGNAC

PHASE 1 – LA PHASE D'AMAIGRISSEMENT

La Méthode Montignac est un ensemble de recommandations nutritionnelles consistant à choisir de manière préférentielle des aliments dont les effets métaboliques conduisent à la prévention de la prise de poids, des risques cardio-vasculaires, et du diabète. Ce qui reviendra, non pas à manger moins, mais à manger mieux.

L'objectif de la Phase I, c'est évidement de se débarrasser de ses kilos en trop. La phase I du programme est d'autant plus facile à respecter qu'elle ne comporte aucune restriction en termes de quantité. Cela ne veut pas dire pour autant que l'on peut manger sans limites. Mais on va au moins manger normalement, c'est-à-dire à sa faim. Pour les anciennes abonnées aux régimes basses calories, ce sera même inespéré. Elles vont enfin pouvoir manger sans frustration, en remangeant des quantités normales.

La Phase I n'est donc pas restrictive, elle est en revanche sélective en ce sens que certains aliments seront exclus (les mauvais glucides notamment) ou au tout moins consommés d'une certaine manière, afin d'en neutraliser leurs éventuels effets pervers sur le métabolisme.

En termes de durée, la phase I doit être suivie jusqu'à ce que l'on ait atteint ses objectifs de perte de poids. La perte moyenne se situe aux alentours de 1 kilo par semaine. Cependant, la vitesse de délestage dépendra de plusieurs facteurs et notamment de la surcharge pondérale, du sexe, de l'âge, des régimes suivis auparavant, mais aussi de la justesse, voire la rigueur avec lesquels les principes de la méthode seront appliqués.

Dans tous les cas, la Phase I devra être suivie au minimum pendant 3 mois, c'est le temps minimum pour apprendre à changer ses habitudes alimentaires et en particulier à se familiariser avec le choix des aliments définis selon les critères de la méthode.

Les principes

Le premier principe consiste à se déconditionner des messages diététiques erronés, abusivement centrés sur l'aspect calorique de l'aliment qui font malheureusement partie de notre culture et que de nombreux professionnels continuent à véhiculer, malgré leur inefficacité notoire.

Le deuxième principe est fondé sur le choix des aliments en fonction de leur potentialité métabolique.

- Les glucides sont choisis d'une manière préférentielle parmi ceux dont l'index glycémique (IG) est moyen et surtout bas (pour en savoir plus, voir *Le régime Index Glycémique*, Éditions Alpen).

- Les protéines sont choisies en fonction de leur origine (végétale, animale), de leur complémentarité et de leur neutralité sur les processus de la prise de poids (hyperinsulinisme).

- Les lipides sont choisis en fonction de la nature de leurs acides gras car nous savons aujourd'hui que :

  - Les graisses saturées sont prioritairement stockées.

  - Les graisses mono insaturées (huile d'olive, huile de colza, amandes, avocat...) sont difficilement stockables. Elles ont par ailleurs l'avantage de faire diminuer la glycémie, ce qui contribue à réduire la réponse insulinique.

  - Les graisses polyinsaturées, surtout les omégas 3 (poisson, huile de colza, de noix, de germe de blé, de lin, de chanvre,...) sont quasiment instockables. Il a même été démontré qu'une alimentation riche en oméga-3 pouvait constituer un facteur supplémentaire de perte de poids.

  Ainsi :

  - Les acides gras polyinsaturés (surtout les oméga-3), de même que les acides gras mono insaturés (huile d'olive) seront privilégiés.

- Les acides gras saturés (beurre, graisse de viande ...) de même que les acides gras « trans » générés par la transformation industrielle de certains aliments seront évités.

L'équilibre alimentaire :

L'équilibre alimentaire dans la méthode Montignac est de :

- **40% de glucides :** 1/3 de glucides à IG moyen et 2/3 de glucides à IG bas.

- **30% de protéines :** moitié végétales, moitié animales en limitant au minimum les protéines de lactosérum.

- **30% de graisses :** 25% maximum de saturées, 45% de mono insaturées et 25% de polyinsaturés en respectant le ratio (5-1) entre oméga-6 et oméga-3.

Ne jamais sauter de repas

La règle qui consiste à respecter les trois repas par jour pourrait paraître trop simple pour être mentionnée. Elle est pourtant de la plus grande importance. Elle implique en tout cas qu'il ne faut jamais sauter de repas et éviter naturellement le grignotage à l'américaine. Ce sont généralement ceux qui ont peur de grossir qui s'aventurent à sauter des repas, et notamment celui de midi :

« Tu viens déjeuner ? », demande une secrétaire à sa collègue de bureau.

– Non, répond cette dernière, ce soir je dîne chez des amis, alors tu comprends, je fais de la prévention, because ma ligne… »

Voilà l'illustration d'une erreur colossale, journellement commise. Car le meilleur moyen de grossir, c'est de se priver de manger !

Si vous sautez un repas, votre organisme est en état de manque, il s'affole, se trouve donc sur la défensive au repas suivant et en profite délibérément pour faire des réserves. Ces réserves sont d'ailleurs d'autant plus substantielles que le repas est généreux.

Les 3 types de repas

En Phase I, il existe **trois** types de repas :

• Le repas **M Glucide** ou Protido Glucidique (PG) composé de glucides dont l'IG est compris entre 35 et 50. Les graisses sont admises en très petite quantité.

• Le repas **M Gourmand** ou Protido Lipidique (PL) composé de glucides dont l'IG est inférieur à 35. En quantité normale, les graisses sont admises dans ce type de repas.

• Le repas **M Léger** ou PG/PL léger composé de glucides dont l'IG est inférieur à 35. Les graisses sont admises en très petite quantité.

Le repas M Glucide ou Protido Glucidique (PG)

Composition :

- Glucides dont l'IG le plus élevé est compris entre 35 et 50.
- Protéines maigres
- Lipides :

  - Huiles végétales en quantité limitée : au maximum 1 cuillère à soupe de mono insaturées ou/et poly insaturées (huile d'olive, huile de colza, d'amandes, de noix, de germe de blé, de lin, de chanvre,...)

  Ou

  - Graisses végétales provenant des fruits oléagineux (6-7 oléagineux) ou des végétaux à dominante lipidique (½ avocat).

Théoriquement, le repas M Glucide (PG) – comme le M Léger – ne contient aucune graisse. Dans la réalité, ce n'est pas totalement vrai puisque même la viande la plus maigre contient une part de graisses cachées.

Pour le M Glucide et le M Léger, les protéines choisies seront donc maigres, ce qui signifie que :

- Dans sa totalité, le taux de lipides de ce repas ne devra pas excéder 5g.
- 1 cuillerée à soupe de mono insaturées ou/et poly insaturées est autorisée.
- Les graisses saturées ne devront pas excéder 3g dans l'ensemble du repas.

Vous avez toujours la possibilité de faire le calcul en respectant ces proportions à partir d'une table de composition comme celle de l'Ansee : (http://www.ansespro.fr/TableCIQUAL/index.htm)

Cependant, de façon plus pratique, nous vous suggérons la liste suivante des sources protéiques possibles pour le M Glucide et le M Léger sur la base des portions habituellement consommées. Bien sûr, les quantités sont données à titre indicatif. Pour des raisons de commodité, considérez cette liste comme exhaustive.

Sources protéiques MAIGRES établies selon des portions usuelles

Aliments	Portions
Blanc d'œuf	2
Laitage 0%	125g
Fromage allégés < 6%	50g
Poissons maigres	150g
Fruits de mers	80-150g
Dinde : jambon	80g
Porc : jambon cuit découenné	80g
Bœuf : viande des Grisons	50g
Dinde : escalope	120g
Porc : bacon	50g
Bœuf : roast beef	130g
Veau : escalope	130g
Autruche	130g
Poulet : blanc	130g
Bœuf : filet maigre	130g

Exception possible : les poissons gras (130 g) d'origine sauvage (car très riche en oméga 3).

Remarque : aux vus des nouvelles informations sur la très haute toxicité des poissons gras d'élevage (saumon), la dénaturation de leur chair et la très faible quantité d'oméga 3, nous déconseillons leur consommation.

Quand prendre un repas M Glucide (PG) ?

Le petit déjeuner est la plupart du temps de type M Glucide. Il est composé de glucides à IG moyen (pain intégral, céréales intégrales, confiture sans sucre, fruits…) et limité en graisse. Les protéines sont les bienvenues pourvu qu'elles soient maigres.

Exemple de menu : 2-3 tranches de pain intégral, Montifruit, yaourt 0%, fruit.

Le dîner est aussi, souvent, un repas de type M Glucide. Il est ainsi majoritairement composé de glucides à IG moyen (spaghettis, riz basmati, quinoa, légumineuses, crudités, légumes, fruits…), de protéines maigres et de très peu de graisses.

Tableau de synthèse du M Glucide (PG)

Type	M Glucide
Correspondance	PG
Repas préférentiel	petit déjeuner
Autre repas possible	diner
Glucides	orange/vert
Lipides	limité
Protéines	maigre

Le repas M Gourmand ou Protido Lipidique (PL)

Composition :

Il est composé de :

- **Glucides** verts dont l'IG est égal ou inférieur à 35 ;
- **Protéines** qui peuvent contenir des graisses cachées en quantité normale (viandes, poissons, œufs, fromages, charcuteries pas trop grasses,…)
- **Lipides :** en quantité normale, celles qui proviennent du mode de cuisson, des sauces, de l'accompagnement et de l'assaisonnement (huile d'olive, jus de cuisson, vinaigrette)

Même si ce repas admet les graisses, on évitera les plats qui en contiennent en excès tels que les fritures, les fondues, les rillettes, les plats baignant dans l'huile, les charcuteries grasses. On enlèvera aussi les morceaux de graisse visible sur les viandes.

Quand prendre un repas M Gourmand (PL) ?

Le déjeuner est généralement de type M Gourmand (PL) avec une composition classique :

- **Entrée** : crudités + vinaigrette
- **Plat principal** : viandes/poissons/œufs
- **Accompagnement** : légumes/légumineuses/préparations céréalières à IG bas
- **Dessert** : fromage, fruit, laitage, dessert Montignac.

1 à 2 fois par semaine, le petit déjeuner peut être M Gourmand et être composé par exemple de fruit, saumon fumé, œuf au plat, fromage à pâte dur.

Tableau de synthèse du M Gourmand (PL)

Type	M Gourmand
Correspondance	PL
Repas préférentiel	déjeuner
Autre repas possible	petit déjeuner 1-2 fois/semaine
Glucides	vert
Lipides	normal
Protéines	normal en graisse

Le repas M Léger ou PG/PL léger

Composition :

Composé de glucides à IG bas et faible en graisse, le repas M Léger est le repas le plus efficace pour déstocker les graisses. Il est composé de :

- **Glucides** verts dont l'IG est égal ou inférieur à 35 (comme en M Gourmand)
- **Protéines** maigres (comme en M Glucide). Privilégiez le poisson qui est plus digeste que la viande.
- **Lipides** en faible quantité (comme en M Glucide)

Quand prendre un repas M Léger (PG/PL Léger)?

Le M Léger est vraiment le repas type du soir car c'est :

- **un repas limité en graisse**, qui évitera une mise en réserve facilitée par l'inactivité pendant le sommeil ;

- **un repas léger et digeste** puisque les viandes grasses et les graisses sont limitées. Leurs assimilations peuvent en effet gêner les fonctions d'éliminations qui sont prédominantes pendant la nuit.

On peut remplacer les autres types de repas par un M Léger dans les cas suivants :

- pour rattraper des écarts ponctuels, sur le repas ou la journée d'après.
- en cas de forte résistance à l'amaigrissement.

Mais en situation normale, on conservera bien les 3 types de repas pour des raisons d'équilibre alimentaire.

Le petit déjeuner était traditionnellement un M Glucide car le choix des farineux de ce repas était principalement d'IG orange. Cependant, depuis le développement de produits tels que le pain intégral Montignac (IG vert), il est dorénavant plus facile de composer un petit déjeuner dont l'impact glycémique est encore réduit. Un M Léger à ce repas est équivalent au M Glucide en termes d'équilibre alimentaire.

Tableau de synthèse du M Léger (PG/PL Léger)

Type	M Leger
Correspondance	PG/PL Léger
Repas préférentiel	dîner
Autre repas possible	petit déjeuner sans limitation
Glucides	vert
Lipides	limité
Protéines	maigre

RÉSUMÉ DES TROIS REPAS

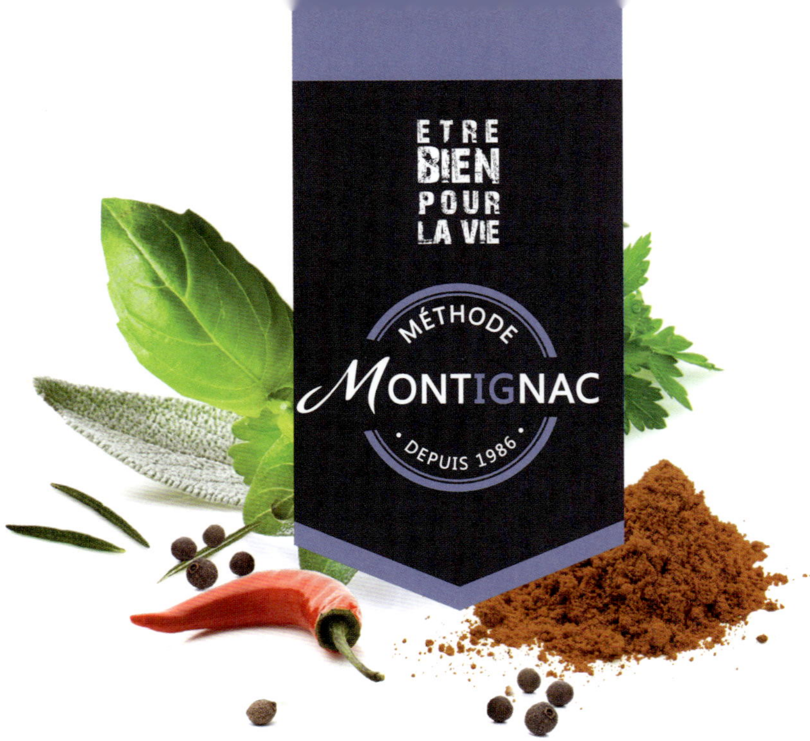

MAIGRIR SANS REPRENDRE DE POIDS, C'EST FACILE AVEC LA MÉTHODE MONTIGNAC

La Phase d'amaigrissement de la méthode Montignac comporte 3 types de repas[1] .

Le repas M Glucide (PG)
idéalement au petit déjeuner et diner

Ce type de repas comprend du couscous, muesli, riz basmati, etc. Ce sont des glucides dont l'index glycémique[2] est compris entre 35 et 50. Nous les identifions avec la couleur orange.

On peut associer à ce type de glucides des protéines maigres : blanc d'œuf, laitage 0%, fromages allégés, poissons maigres et fruits de mer, blanc de poulet et de dinde, jambon cuit de porc, de dinde et de poulet, escalope de veau, viande séchée, roastbeef, autruche.

1 cuillère à soupe par personne d'huile d'olive ou de colza (acides gras mono-insaturés[3]) ou d'huile de noix, de lin ou de germe de blé (acides gras oméga-3[4]) est autorisée en accompagnement.

exemple 1 couscous et blanc de poulet

exemple 2 riz basmati et moules aux échalotes et au vin blanc

Le repas M Gourmand (PL)
idéalement au déjeuner

Ce type de repas comprend des haricots blancs, brocolis, tomates, pois chiches, etc. Ce sont des glucides dont l'index glycémique est inférieur ou égal à 35. Nous les identifions dans le texte, par la couleur verte.
On peut associer à ce type de glucides des protéines qui contiennent des graisses en quantité normale (œufs, volailles, viandes, fromages). On évitera cependant les fritures, les fondues, les plats qui baignent dans l'huile, et les charcuteries grasses (rillettes, saucissons, saucisses).

exemple 1 salade verte vinaigrette et omelette au fromage.

exemple 2 flageolets ou poêlé de légumes et faux-filet.

Le repas M Léger
idéalement au diner

Ce type de repas comprend le même type de glucides que le repas M Gourmand (haricots blancs, brocolis, tomates, pois chiches, etc.), toujours repérables par la couleur verte, auxquels on associe cette fois, des protéines maigres : blanc d'œuf, laitage 0%, fromages allégés, poissons maigres et fruits de mer, blanc de poulet et de dinde, jambon cuit de porc, de dinde et de poulet, escalope de veau, viande séchée, rosbif, autruche.

exemple 1 spaghettis à IG bas Montignac aux crevettes.

exemple 2 lentilles épicées aux tomates et escalope de veau.

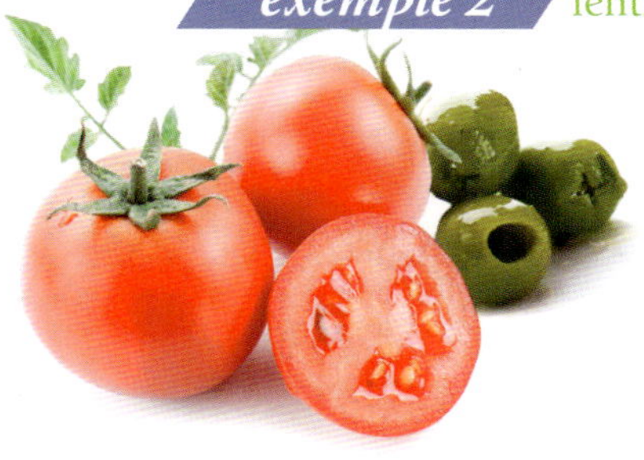

1. Pour en savoir plus sur les types de repas Montignac, voir le livre Régime Index Glycémique (Alpen 2013) ou Recettes Minceur Midi et Soir (Alpen 2013).
2. Une liste des index glycémiques des aliments les plus courants est disponible sur le site www.montignac.com
3. Les huiles végétales les plus riches en acides gras mono-insaturés (AGMI) sont l'huile d'olive et l'huile de colza.
4. Les acides gras oméga-3 sont des acides gras poly-insaturés (AGPI) que l'on trouve en grandes quantités dans certains poissons gras et les huiles de lin, noix, colza, germe de blé et soja.

PHASE II - PHASE DE STABILISATION

La Phase II est celle de la stabilisation pondérale. Elle consiste donc à pérenniser la perte de poids obtenue en Phase I.

Même si elle est la suite logique de la Phase I, la Phase II n'est pas une obligation. Il n'y a aucun inconvénient à rester définitivement en Phase I, car les principes sur lesquels elle est fondée conduisent à une alimentation parfaitement équilibrée. Les principes de base restent les mêmes, ce qui veut dire notamment que le choix des glucides sera toujours fait sur le critère de l'index glycémique, mais ce choix sera plus large qu'en phase I.

Les mêmes causent produisent les mêmes effets !

La phase II sera plus subtile à gérer que la phase I, car ses principes sont moins stricts. Il n'y a pas, comme en phase I, d'un côté des choses que l'on ne peut pas faire et de l'autre des choses qu'il faut faire. C'est beaucoup plus nuancé que cela. On peut tout faire – à condition de ne pas en faire trop.

Là où il faut être clair, c'est qu'il n'est pas question, après avoir obtenu des résultats en termes d'amincissement et de regain de vitalité, de revenir à ses anciennes habitudes alimentaires. Sinon, les mêmes causes produisant les mêmes effets, il y a des chances que les kilos et les coups de pompe reviennent. Cela veut dire que les principes de base de la phase I seront conservés à jamais, mais appliqués avec peut-être moins de rigueur.

Dans la phase I, il n'était pas question de faire le moindre écart. La phase II est un peu plus permissive dans ce domaine. Mais il va falloir gérer correctement ces écarts, c'est-à-dire ne jamais perdre de vue que les principes de la phase I, à quelques corrections près, doivent toujours constituer la référence et la base de repli.

La phase II est donc une phase de liberté, mais pas n'importe laquelle. C'est en fait une liberté surveillée qui doit très rapidement devenir une seconde nature. Comme vous l'imaginez, il y a les petits écarts et les grands écarts. Même si en réalité, tous les écarts sont possibles il faut comprendre que tous les petits écarts seront relativement bien encaissés par un organisme qui a fait une bonne phase I et s'y maintient continuellement. Les grands écarts sont eux aussi normalement absorbés, à condition que leur fréquence soit raisonnablement épisodique.

C'est l'aiguille de la balance qui devra servir d'indicateur pour décider des corrections. Si l'on voit que le poids remonte, cela peut être pour deux raisons : soit le pancréas n'a pas encore retrouvé un plafond de tolérance acceptable, soit la fréquence des écarts est trop élevée. Avec un peu de bon sens, les mesures appropriées seront prises en conséquence.

En phase II, le choix des glucides sera donc toujours fait en fonction de leur index glycémique (IG) mais il sera plus large qu'en Phase I. Ces choix pourront même être affinés par l'utilisation de nouveaux concepts : celui de la **charge glycémique** (synthèse entre l'index glycémique et la concentration en glucide pur de l'aliment) et celui de la **résultante glycémique** du repas. Cela permet ainsi la consommation dans certaines conditions de tous les glucides y compris ceux dont l'IG est élevé en mettant en œuvre le principe de compensation entre glucides à IG élevés et glucides à IG très bas.

La charge glycémique

Les effets d'un aliment glucidique sur le métabolisme dépendent de deux critères : l'index glycémique et la quantité de glucide pur qu'il contient.

La charge glycémique (GG) est donc la capacité d'un glucide à élever la glycémie compte tenu de sa concentration en glucide pur. C'est donc une notion qui prend en compte deux paramètres importants : la qualité du glucide (l'IG) et sa concentration.

La charge glycémique d'un glucide s'obtient en multipliant son IG par sa quantité de glucide pur pour 100 g, puis en divisant par 100.

CG = IG X quantité de glucides d'une portion d'aliment de 100g / 100

Exemples					
Aliments	**Contenu en glucide pur pour 100g**		**IG**		**Charge glycémique**
Pommes de terre bouillies (pelée)	20	**Multiplié par**	70	**/100**	14
Pommes de terre frites	33		95		31,3
Farine T55 (baguette)	55		70		38,5

Évaluation de la charge glycémique	
10 ou moins	Basse
11 à 19	Modérée
20 et plus	Élevé

En phase I, cette notion de charge glycémique n'a pas véritablement d'intérêt dans la mesure où les choix alimentaires sont limités aux glucides dont l'IG est bas et surtout très bas. Il ne serait donc pas raisonnable de s'encombrer d'un outil supplémentaire qui en fait n'apporterait rien en termes d'efficacité des choix.

La notion de charge glycémique peut en revanche être utile en Phase II dans la gestion des écarts, laquelle consiste comme vous l'avez bien compris maintenant à intégrer épisodiquement dans nos repas des aliments à IG élevés. La charge glycémique va donc permettre d'affiner nos choix en fonction des critères suivants :

- Si la charge glycémique de l'aliment est inférieure à 10 on peut considérer que l'aliment n'a pas besoin d'être compensé ;

- Si la charge glycémique est comprise entre 11 et 20 la compensation pourra se faire simplement en consommant préalablement des crudités ou des légumes cuits ;

- Si la charge glycémique est supérieure à 20 la compensation devra se faire à la fois avec des légumes (y compris des crudités), et des légumineuses.

La résultante glycémique

La résultante glycémique, c'est l'élévation moyenne de la glycémie obtenue à la fin du repas du fait de l'interaction entre les différents aliments qui l'ont composé.

Voici un exemple pour mieux comprendre : le sucre blanc, est composé de deux molécules : une molécule de glucose dont l'IG est 100, et une molécule de fructose dont l'IG est 20. La résultante glycémique (RG) des deux molécules est donc la moyenne pondérée des deux, soit 70 qui est l'IG du sucre.

De la même manière, lorsqu'un repas est composé à la fois de légumes riches en fibres à IG très bas et de glucides à IG élevés (pommes de terre par exemple), la résultante glycémique (RG) du repas, du fait de la combinaison de l'ensemble des aliments s'établit à un niveau moyen. Et si ce repas contient de surcroît de l'huile d'olive qui a la propriété de faire baisser la glycémie, la RG sera encore légèrement orientée à la baisse.

L'objectif de la phase II, c'est que la résultante glycémique de chaque repas soit inférieure ou égale à 50. Car l'expérience nous a montré que tant que l'on se situe au-dessous de cette barre, la prévention de la prise de poids se trouve assurée.

La phase II sans écart

Rappelons-nous qu'en phase I, lors des repas M Gourmand (PL) – qui comportent des viandes, des œufs, du fromage et des graisses diverses – les glucides qui leur sont associés sont impérativement choisis parmi ceux qui ont un IG très bas (aliments verts). La phase 2 sans écart, va donc permettre d'élargir l'éventail des possibilités en consommant de temps en temps des glucides orange (<=50).

Cela veut dire que vous allez pouvoir par exemple :

- Manger du riz basmati (IG 50) avec des cuisses de poulet, ou des spaghettis al dente (IG 45) à la bolognaise.

- Boire 2 verres de vin par repas ou même une bière entière (33cl).

Et ce, sans préjudice aucun pour votre nouvel équilibre pondéral. Car votre glycémie moyenne, même si elle augmente légèrement, sera encore suffisamment basse pour empêcher toute sécrétion insulinique excessive susceptible de générer une reprise de poids éventuelle..

La phase II avec écart

Elle consiste à permettre la **consommation exceptionnelle de glucides à IG élevés**, mais sous certaines conditions. Cela veut dire, qu'à chaque fois qu'un aliment à IG élevé sera introduit dans le repas, il faudra impérativement compenser les effets métaboliques pervers de cet aliment par ceux d'un aliment contraire.

En d'autres termes, si l'on décide de consommer un aliment susceptible de faire monter la glycémie comme la pomme de terre, il faut obligatoirement en associer un autre qui aura pour effet de contribuer à minimiser cette élévation, ce qui aura pour résultat d'abaisser la résultante glycémique des deux. L'objectif est en quelque sorte de neutraliser les conséquences métaboliques d'un glucide à IG élevé en en consommant un autre (à IG très bas) qui fera effet d'antidote.

Les conditions à respecter pour faire un écart

Il n'existe pas de formule mathématique pour calculer la résultante glycémique d'un repas même si comme nous l'avons déjà dit, celle-ci peut se rapprocher de la moyenne pondérée des IG des différents glucides concernés. Pour y parvenir, il faut donc se contenter de raisonner d'une manière logique en appliquant certains principes vérifiés par l'expérience. La gestion d'un écart implique donc que certaines conditions soient respectées et qui sont les suivantes :

- Il faut **anticiper** l'apport d'un glucide à IG élevé (l'écart) afin de prévoir la consommation préalable du ou des glucides vert qui auront pour rôle d'assurer la compensation. L'anticipation est en effet impérative car l'expérience à montrée que la compensation ne peut se faire efficacement que si le glucide compensateur vert est consommé avant le glucide rouge constituant l'écart, et non l'inverse.

• Il faut choisir la forme **la moins critique** du glucide rouge afin que la compensation soit la plus facile à faire. Par exemple, si vous voulez manger des pommes de terre, choisissez plutôt les pommes de terre cuites dans leur peau (à l'eau ou à la vapeur) dont l'IG est de 65 que les frites ou le gratin dauphinois dont l'IG est de 95.

• La portion du glucide compensateur vert, si elle est constituée par des crudités ou des légumes en général, doit être **deux à trois fois plus importante** que celle du glucide à compenser dont l'IG est élevé. Par exemple si l'on mange une pomme de terre cuite dans sa peau (de 120g environ) il faudra, préalablement, compenser en consommant une portion de 250g de brocoli. Et s'il s'agit de 120g de frites, il faudra soit manger 350g de brocoli, soit manger en plus une portion de salade verte.

Cela dit, la portion nécessaire du glucide compensateur dépend de son **contenu en glucide pur.**

Par exemple, le contenu en glucide pur de la pomme de terre est de 25g pour 100g, alors que celui des lentilles vertes est de 17g, soit 47% de moins. Pour avoir deux portions équivalentes en termes de contenu glucidique pur il faut donc 100g de pomme de terre et 147g de lentilles vertes.

Et dans ce cas, la résultante glycémique théorique (si les aliments sont mangés ensemble) sera exactement la moyenne des IG, soit :

65 + 25 = 90/2= 45.

Mais si les lentilles sont mangées avant en entrée par exemple, l'expérience montre que la résultante glycémique est au moins de 30% inférieure, soit environ 32.

Exemple de gestion des écarts

• Salade de lentilles vinaigrette (huile d'olive) • Escalope de veau • Riz blanc • Salade verte • Yogourt	• Carottes râpées • Cabillaud • Haricots verts • Crème brûlée sucrée	• Salade « César » sans croûtons • Saucisse chipolata • Purée de pois cassés • Crème glacée vanille
• Spaghettis Montignac à IG très bas en salade • Portion de Pizza • Salade verte • Compote de pomme sans sucre	• Salade de chou rouge • Foie gras avec 3 toasts • Magret de canard • Ratatouille • Salade verte et fromage	• Cœurs de palmier • Saumon mariné • Salade verte • Crêpe au chocolat
• Saumon fumé + Salade verte • Gigot d'agneau • Flageolets • Tarte aux fraises	• Soupe de légumes (poireaux, chou, courgettes) • Omelette à l'oseille • Salade verte • Crème caramel	• Salade verte • Chili con carne • Tarte aux prunes
• Poireaux vinaigrette • Petit salé aux lentilles • Eclair au chocolat	• Soupe de pois cassés • Jambon blanc • Purée de pomme de terre à l'huile d'olive • Fraises sans sucre	• Cœur d'artichaut • Spaghetti Montignac à IG très bas. Sauce : crème de soja au curry • Cheese cake
• Salade de Spaghetti (al dente) • Côte de porc • Lentilles vertes • Fromage + 2 tartines de pain bis (Poilâne)	• Salade de pois chiches • Dorade grillée • Gratin dauphinois • Salade verte • Framboises	• Salade d'endives • Entrecôtes • Frites • Brocolis • Abricots frais pochés au fructose

Les écarts sont imprimés en rose
Les glucides de compensation sont en vert

CLASSIFICATION DES RECETTES

Classification des recettes en M Glucide, M Gourmand et M Léger

Pour savoir dans quel type de repas – (**M Glucide**, **M Gourmand** ou **M Léger**) – une recette peut être intégrée, il faut d'abord identifier dans la liste des ingrédients le glucide qui a l'**IG le plus élevé (en bleu** dans la recette). Notez que les glucides dont le contenu en glucide pur est très faible (épices, herbes, oignons, citron, etc.) ont volontairement été omis, leur incidence sur la glycémie étant insignifiante.

La deuxième étape consiste à déterminer la quantité de graisses présente dans la recette. Les **sources de graisses**, qui sont présentes dans les corps gras (huiles) et dans les protéines (viande) seront identifiées en orange dans la recette.

Prenons pour exemple notre recette de *Couscous au poisson* pour 6 personnes.

Ingrédients

- 500-750 g de couscous Montignac (IG = 45)
- 750 g-1 kg de poisson
- 120 g de pois chiches, (les tremper préalablement dans l'eau pendant 1 nuit)
- Tête et queues de poisson pour le fond de poisson
- 3 carottes émincées
- 3 navets coupés en dés
- 1 oignon ou quelques cebettes émincées
- 1 poivron rouge, épépiné, évidé et tranché
- ½ cuillère à café de safran
- 2-3 coings, pelés, évidés et tranchés
- Sel et poivre noir
- Poivre de Cayenne

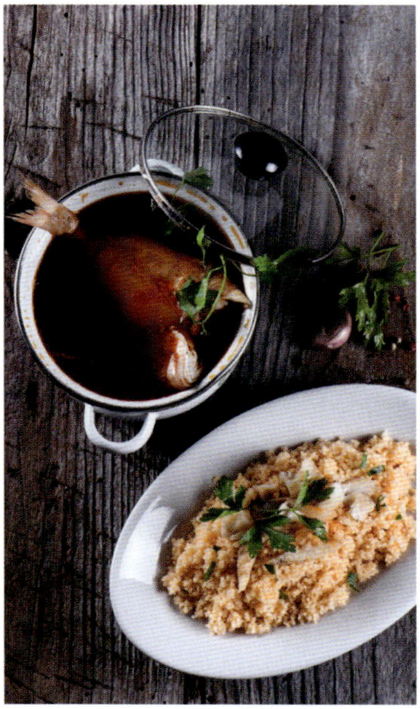

Cette recette est de type **M Glucide**. En voici les raisons.

- Le couscous est le glucide qui a l'IG le plus élevé. Avec un IG de 45, le couscous fait partie des glucides orange (voir liste des IG page 180).

• Les glucides orange dans le tableau des IG (IG compris entre 35 et 50) doivent être consommés uniquement dans le cadre d'un repas de type **M Glucide**.

• Dans un repas **M Glucide**, les graisses ajoutées sont admises en très petites quantités et seulement si elles sont de types mono insaturés ou polyinsaturés (huile d'olive, huile de colza, d'amandes, de noix, de germe de blé, de lin, de chanvre, ...). Dans ce cas, l'ajout au maximum d'une cuillère à soupe d'une de ces types d'huile est accepté. Les protéines seront quant à elles obligatoirement de type maigre (taux de graisses inférieur à 5%).

• Dans cette recette, les seules graisses présentes sont celles du poisson. Pour que cette recette reste une recette **M Glucide** et non une Phase II, choisissez bien des poissons ou des viandes maigres.

A quoi sert la classification de recettes ?

Savoir dans quel type de repas intégrer une recette est nécessaire quand on suit la Phase I de la méthode (par défaut, toutes les recettes sont compatibles avec la Phase II).

La compatibilité de la recette à être intégrée dans un repas M Gourmand, M glucide et M Léger est indiquée sur chacune d'entre elles.

• Une recette **M Gourmand** ne peut être intégrée que dans un repas **M Gourmand** ;

• Une recette **M Glucide** ne peut être intégrée que dans un repas **M Glucide** ;

• Une recette **M Léger** peut être intégrée dans tous les types de repas.

Notez qu'un repas **M Gourmand** pris le soir devra toujours être plus léger qu'un repas **M Gourmand** consommé à midi.

Soyez également attentif au cumul des graisses lorsque vous composez votre menu car 2 recettes de type **M Léger** peuvent avoir ensemble plus de 5 g de graisses sur le repas global.

LES INGRÉDIENTS INDISPENSABLES DANS VOTRE CUISINE

Épices : poivre de Jamaïque, paprika, safran, coriandre, cannelle, gingembre chili, ras el hanout (mélange d'épices), cumin, curcuma, poivre de Cayenne, sumac, marjolaine, mahlab, zaatar (mélange d'épices), etc.

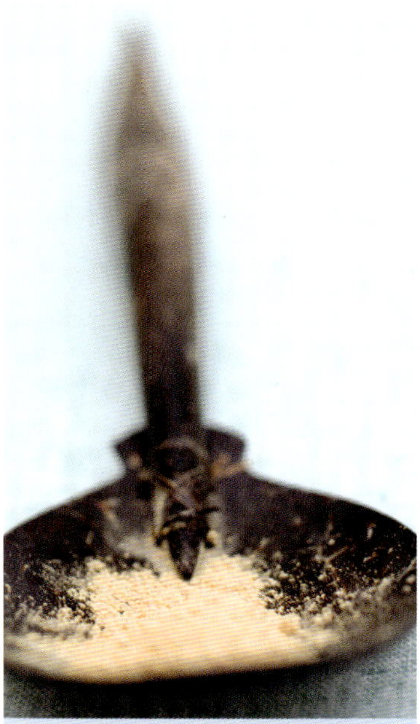

Légumineuses : pois cassés, pois chiches, lentilles, haricots secs, haricots bruns etc.

Citrons confits (cf. recette page 151)

Huile d'olive : huile d'olive extra-vierge
Moutarde de Dijon
Vin blanc
Tomates pelées en conserve
Pâtes à IG bas Montignac
Couscous Montignac
Riz Basmati Montignac
Chocolat noir 70% Montignac
Olives : noires, vertes.

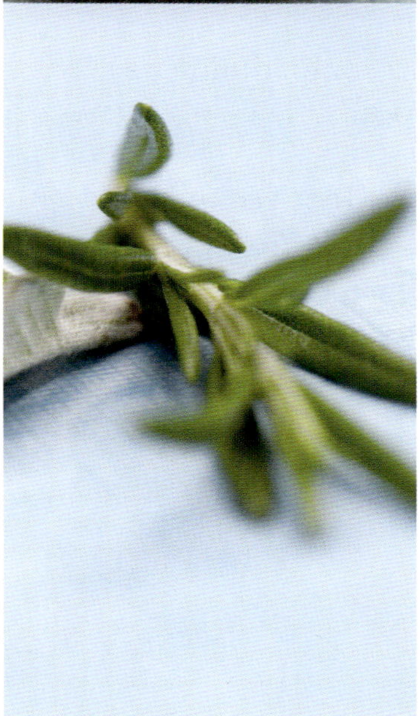

Herbes, épices, ail, oignon, citron

Les herbes et épices sont autant utilisés pour leur goûts que pour leurs vertus médicinales, thérapeutiques, voire même quelquefois aphrodisiaques. Pour certains, elles augmenteraient l'appétit et la vitalité sexuelle, aideraient à la digestion et à la relaxation, seraient bénéfique pour le cœur et la circulation sanguine, boosteraient le métabolisme, amélioreraient la sensibilité à l'insuline et diminueraient même les risques de cancer.

Les herbes, l'ail, les oignons et le citron sont indissociables de la cuisine orientale. Les herbes fraîches sont à privilégier mais peuvent parfois s'avérer coûteuses, de qualités moyennes et difficiles à trouver suivant la saison. La meilleure option est de les faire pousser en pot directement chez soi. La plupart d'entre elles comme le basilic et la coriandre exigent en effet peu d'entretien.

Huile d'olive

Il existe de nombreuses variétés d'huile d'olive. Il est très important de sélectionner une huile de bonne qualité. Pour être certain de faire le bon choix, intéressez-vous à leurs appellations.

En terme de qualité et de goût « **l'huile d'olive vierge-extra** » (ou extra-vierge) est la meilleure. Elle est celle qui contient le taux le plus élevé de polyphénols et d'antioxydant. Elle est suivie par l'huile vierge.

Le mot « **vierge** » signifie que les olives ont été pressées par des procédés mécaniques excluant tout produit ou toute intervention qui peuvent altérer l'huile. On obtient un produit pur et non raffiné.

« **Fabriquée à partir d'huile(s) raffinée(s)** » signifie que cette « huile d'olive » est obtenue en mélangeant de l'huile d'olive vierge et extra vierge à hauteur de 10 à 20 % maximum du volume totale. Les 80 à 90% restants sont constitués d'huile d'olive raffinée, c'est-à-dire une huile qui a subi un traitement chimique pour gommer ses défauts (acidité notamment).

« **Première pression à froid** » signifie que l'extraction a été obtenue à partir de presses et à une température de 27 °C.

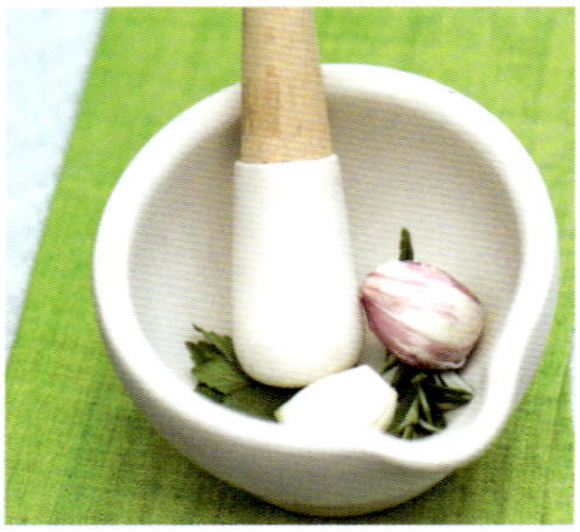

Mortier et Pilon

Un mortier et pilon est un ustensile qui vous aidera à broyer vos grains, réduire vos herbes en pâte et vos épices en poudre. Un mortier en bois convient mieux aux herbes. Pour le broyage des épices, préférez un modèle en inox.

CUISSON

Cuisson du riz

Le riz Basmati a un IG plus bas que les riz traditionnels. C'est la raison pour laquelle nous l'avons sélectionné pour toutes les recettes contenant du riz. Le choix du Basmati est donc extrêmement important de même que sa cuisson qui ne doit pas être excessive. Sachez que tremper le riz dans un saladier d'eau tiède quelques heures avant de le cuire réduira son temps de cuisson.

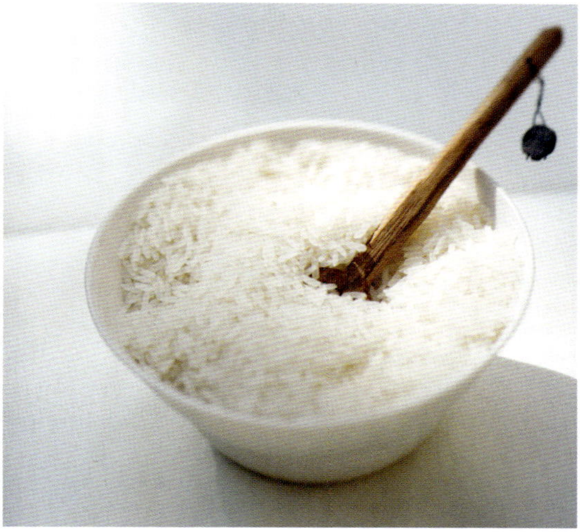

Méthode 1

Riz Basmati Montignac (pour 4 personnes)

Ingrédients

- 200 g de riz Basmati Montignac
- 200 ml d'eau
- 2 cuillères à soupe d'huile d'olive
- 2 cuillères à soupe de sel

Rincer le riz dans une passoire. Transférer le riz dans un saladier, ajouter le sel, mélanger et mouiller à hauteur avec de l'eau tiède. Réserver pendant 2 heures (ou mieux 1 nuit).

Porter à ébullition 500 ml d'eau salée. Ajouter l'huile d'olive, le riz et porter de nouveau à ébullition pendant 2 minutes. Réduire le feu, couvrir totalement et laisser mijoter pendant une quinzaine de minutes ou jusqu'à ce que l'eau soit totalement absorbée. Couvrir et réserver pendant 10 minutes avant de servir.

Méthode 2

Chilau ou riz vapeur (pour 4 personnes)

Ingrédients

- 200 g de riz Basmati Montignac
- Eau
- 4 cuillères à soupe d'huile d'olive
- 2 cuillères à soupe de sel

Rincer le riz dans une passoire. Transférer le riz dans un saladier, ajouter le sel, mélanger et mouiller à hauteur avec de l'eau tiède. Réserver pendant 2 heures (ou mieux 1 nuit).

Porter à ébullition une grande casserole d'eau salée. Ajouter petit à petit le riz et porter de nouveau à ébullition pendant 6 minutes ou jusqu'à ce que le riz soit à peine cuit. Egoutter rapidement et rincer à l'eau tiède.

Graisser le fond de la casserole avec 2 cuillères à soupe d'huile d'olive. Incorporer le riz puis le recouvrir de 2 cuillères d'huile d'olive. Couvrir d'un linge puis refermer avec un couvercle (si le tissu est long, pensez à le rabattre sur le couvercle pour éviter qu'il ne s'enflamme). Placer la casserole à feu très doux pendant 20/30 minutes. La vapeur sera absorbée par le tissu. Vous pouvez servir à part les croutes qui se seront formées au fond de la casserole.

Cuisson des légumineuses

Le temps de cuisson fourni dans nos recettes est approximatif. Il variera en fonction de la variété et de l'âge de la légumineuse utilisée. Il conviendra de ne pas trop cuire les légumineuses, ce qui aurait pour effet d'augmenter l'IG. Inversement, ne pas suffisamment les cuire peut conduire à des flatulences.

Tremper les légumineuses dans une casserole d'eau tiède pendant plusieurs heures avant de les cuire contribue à assouplir l'amidon et à réduire le temps de cuisson. Idéal pour conserver un IG bas.

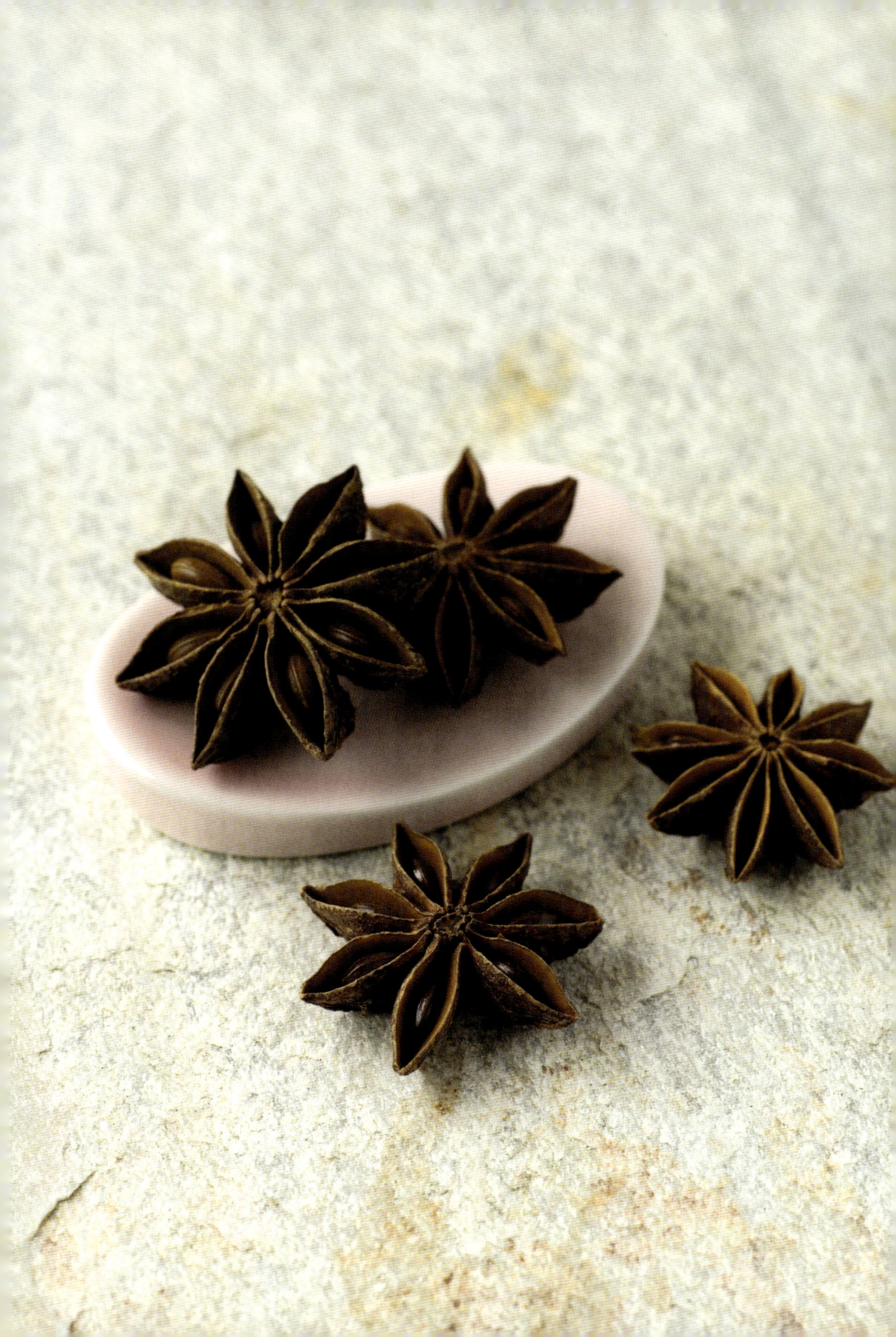

HORS D'ŒUVRE

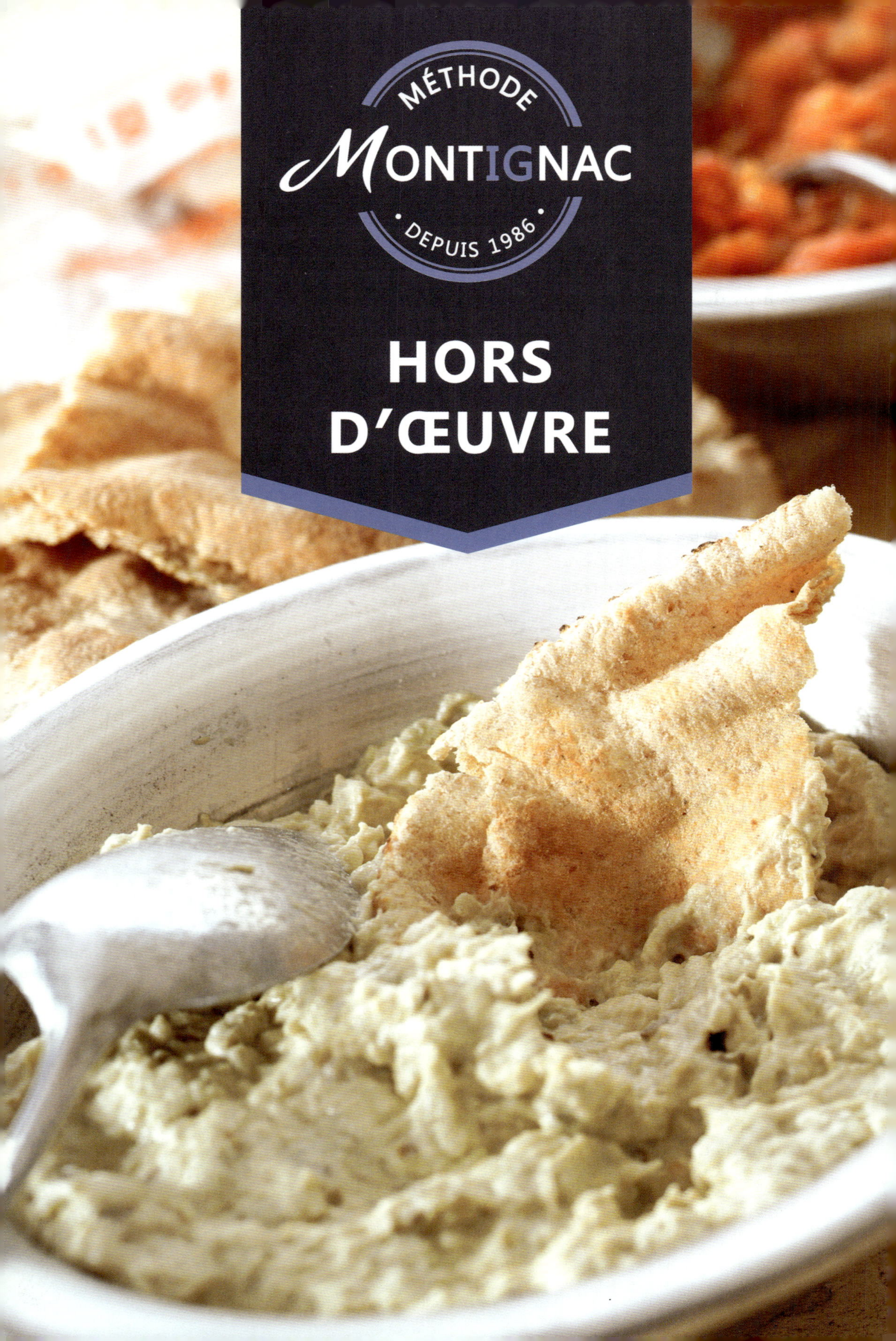

Aubergines aux tomates et aux oignons

M Léger (tous types de repas)

6 personnes

Temps de préparation : 1 heure

Temps de cuisson : 20 minutes

Ingrédients

- 1 grande boite en conserve de tomates pelées
- 6 cuillères à soupe d'huile d'olive extra-vierge
- 3 aubergines
- 2 oignons grossièrement émincés
- 2 gousses d'ail hachées
- 2 cuillères à soupe de pignons de pin
- 1 petite botte de persil frais finement ciselé
- Sel et poivre noir fraîchement moulu

Préparation

Découper les aubergines en tranches de 1½ cm de diamètre environ. Saler généreusement et laisser dégorger dans une passoire pendant 1 heure.

Préparation

Dans une poêle anti-adhésive, faire revenir les oignions dans 3 cuillères à soupe d'huile d'olive jusqu'à ce qu'ils soient dorés. Ajouter l'ail puis les tomates pelées avec la moitié de leur jus. Saler, poivrer et cuire jusqu'à absorption du liquide. Parsemer de persil et réserver.

Retirer le sel des aubergines et presser les tranches entre vos mains pour en retirer le jus restant. Les faire revenir de chaque côté dans 3 cuillères à soupe d'huile d'olive très chaude. Eponger sur du papier absorbant et les dresser sur assiettes.

Répartir la garniture sur chacune des tranches. Torréfier à feu doux les pignons de pin et les éparpiller sur les aubergines.

Servir froid.

Crème de sésame

M Léger (tous types de repas)

6 personnes

Temps de préparation : 10 minutes

Ingrédients

- 5 cuillères à soupe de pâte de sésame (tahini)
- Jus de 3 citrons
- 2 gousses d'ail hachées
- 3 cuillères à soupe de persil frais finement ciselé
- 1 cuillère à café de cumin
- Sel

Préparation

Dans un saladier, mélanger l'ail haché, une pincée de sel et le jus de 1 citron. Ajouter la crème de sésame et mélanger de nouveau. Sans cesser de remuer, verser le reste du jus de citron et un peu d'eau jusqu'à obtenir une crème légère (pour obtenir une crème onctueuse et sans grumeaux il est préférable d'utiliser un mixeur électrique). Saler, ajouter le cumin et saupoudrer de persil.

Servir accompagné de pain Montignac ou de crudités.

Dip aubergine sésame

M Léger (tous types de repas)

4-6 personnes
Temps de préparation : 15 minutes
Temps de cuisson : 30 minutes

Ingrédients

- 3 aubergines
- 4 cuillères à soupe de pâte de sésame (tahini)
- Huile d'olive extra-vierge
- Jus de 2 citrons
- 2 gousses d'ail hachées
- 1 botte de persil frais ciselé
- 1 cuillère à soupe de paprika
- Quelques olives pour la garniture
- Sel et poivre noir fraîchement moulu

Préparation

Préchauffer le four à 190 °C.

Entailler la peau de aubergines puis les-enfourner pendant 30-40 minutes ou jusqu'à ce que leur peau se craquèle.

Retirer la peau des aubergines, passer la chair au mixeur puis incorporer l'ail, la pâte de sésame, le jus de citron et le paprika. Saler, poivrer puis mélanger le tout jusqu'à obtenir une pâte lisse. Ajouter un peu d'eau si le mélange est trop épais.

Transférer le mélange dans des assiettes et faire un trou au milieu. Garnir le centre de paprika, de persil et d'olives puis arroser d'un filet d'huile d'olive.

Servir avec des crudités ou du pain intégral Montignac.

> *La pâte de sésame est une préparation à base de graines de sésame broyées. Le tahini est riche en acides gras insaturés (40% d'acide oléique et 40% d'acide linoléique ou oméga 6). Vous trouverez ce produit en magasins bio ou épiceries orientales.*

Humus

M Léger (tous types de repas)

6 personnes

Temps de préparation : 15 minutes

Temps de cuisson : 1h

Ingrédients

- 250 g de pois chiches (trempés dans un saladier d'eau froide pendant 1 nuit)
- 4 cuillères à soupe d'huile d'olive extra-vierge
- 5 cuillères à soupe de jus de citron
- 2 grosses gousses d'ail hachées
- 2 cuillères à café de cumin
- Persil pour la garniture
- Sel et poivre noir fraîchement moulu

Préparation

Plonger les pois chiches dans une grande casserole d'eau froide. Porter à ébullition puis cuire à feu doux pendant 1h-1h30 ou jusqu'à ce qu'ils soient tendres. Saler en fin de cuisson et réserver avec le jus de cuisson.

Passer au mixeur les pois chiches tièdes (avec un peu de leur jus de cuisson), le jus de citron, l'ail, le sel et le poivre jusqu'à obtenir un mélange crémeux.

Rectifier l'assaisonnement si nécessaire et servir accompagné de pain Montignac ou de crudités.

Purée d'aubergines

M Léger (tous types de repas)

6 personnes

Temps de préparation : 15 minutes

Temps de cuisson : 30-40 minutes

Ingrédients

- 3 aubergines
- 3 cuillères à soupe d'huile d'olive extra-vierge
- Jus de 2 citrons
- 2 gousses d'ail hachées
- 3 cuillères à soupe de persil frais finement ciselé
- Sel et poivre noir fraîchement moulu

Préparation

Préchauffer le four sur position grill.

Enfourner les aubergines pendant 30-40 minutes ou jusqu'à ce que la peau noircisse et se craquèle.

Retirer la peau des aubergines et passer la chair au mixeur (ou l'écraser avec une fourchette).

Transférer les aubergines dans un saladier et incorporer petit à petit l'huile d'olive sans cesser de remuer (comme pour une mayonnaise).
Ajouter le reste des ingrédients et remuer vigoureusement jusqu'à obtenir une purée. Rectifier l'assaisonnement si nécessaire.

Servir en amuse-gueule ou accompagné d'une belle salade.

Note : les aubergines peuvent être grillées au barbecue.

Purée de tomates à la feta

M Gourmand

6 personnes

Temps de préparation : 10 minutes

Ingrédients

- 2 tomates moyennes coupées en petits morceaux
- 200 g de feta (normal ou light) émietté
- 5 cuillères à soupe d'huile d'olive extra-vierge
- 1 cuillère à soupe de persil frais ciselé
- Sel et poivre noir fraîchement moulu

Préparation

Mélanger la feta et les tomates dans un bol, puis verser petit à petit l'huile d'olive sans cesser de remuer jusqu'à obtenir un mélange lisse et homogène. Saler, poivrer et rectifier l'assaisonnement si nécessaire.

Parsemer de persil et servir accompagné de feuilles de salade ou de pain.

> *Pour obtenir un mélange moins liquide, presser le jus des tomates avant de les mélanger au fromage.*

> *Il existe plusieurs variantes de cette recette Egyptienne. N'hésitez pas à modifier sa composition suivant vos goûts.*

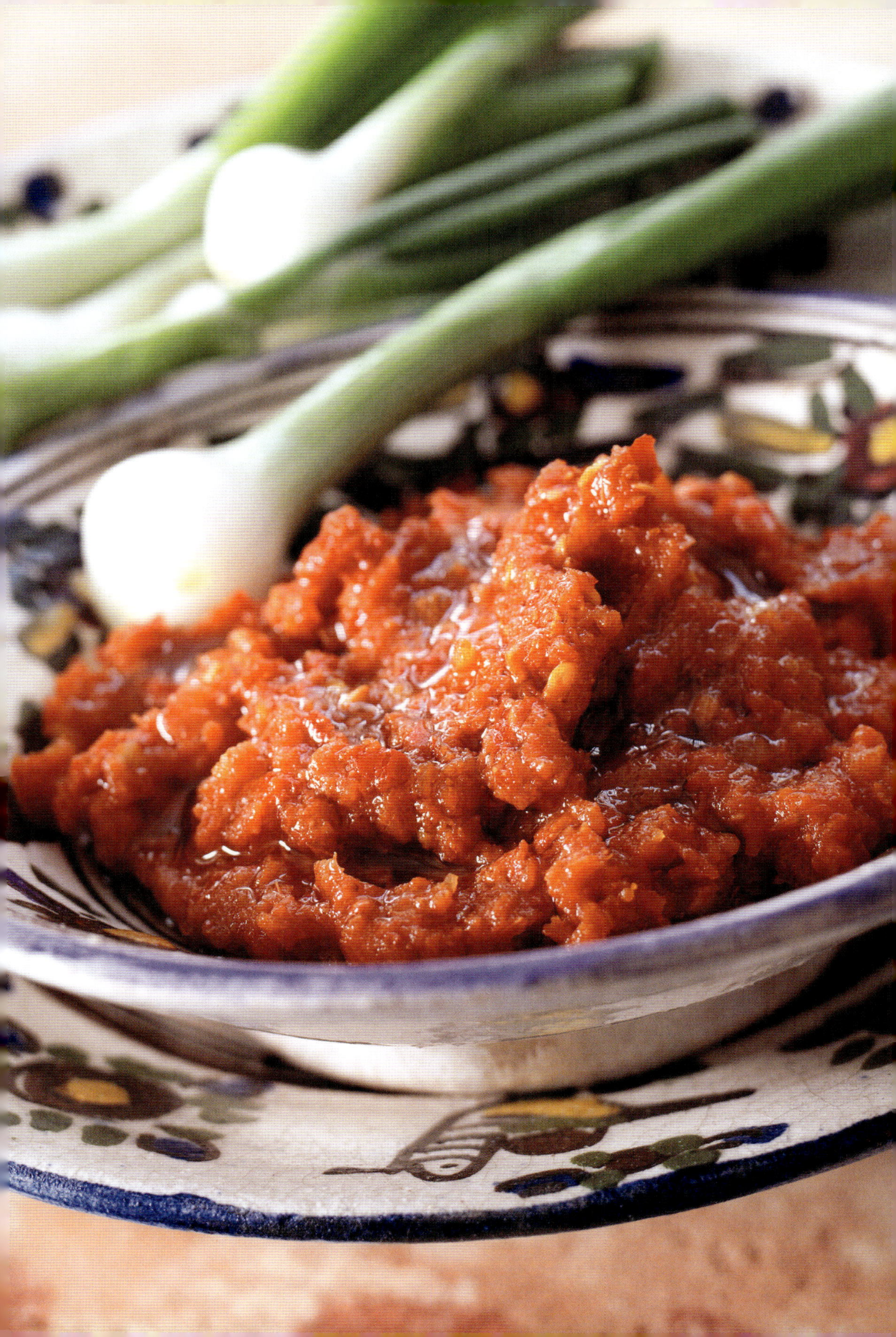

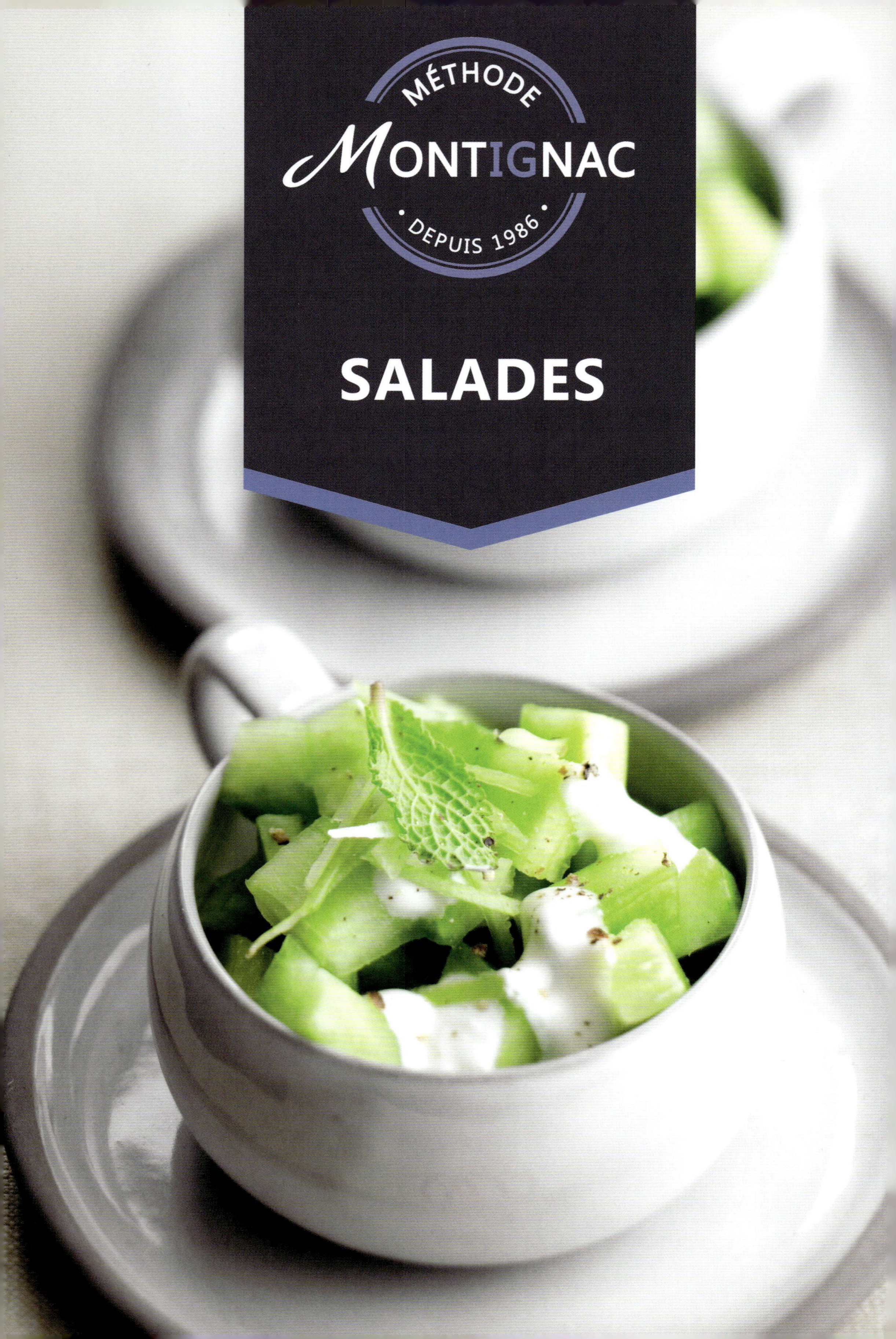

MÉTHODE MONTIGNAC DEPUIS 1986

SALADES

Champignons à l'huile d'olive

M Léger (tous types de repas)

6 personnes

Temps de préparation : 10 minutes

Temps de cuisson : 10 minutes

Ingrédients

- 250 g de champignons de Paris
- 3 cuillères à soupe d'huile d'olive extra-vierge
- 1 cuillère à soupe d'eau
- Jus de ½ citron
- 2 gousses d'ail hachées
- 4 cuillères à soupe de persil frais finement haché
- ½ cuillère à café de thym séché
- Sel et poivre noir fraîchement moulu

Préparation

Laver, sécher et couper les champignons en deux s'ils sont gros.

Dans une casserole, porter à ébullition l'eau, l'huile d'olive, le jus de citron, le thym, l'ail et le persil. Ajouter les champignons et laisser mijoter pendant 5-10 minutes ou jusqu'à ce que les champignons soient tendres.

Transférer le tout dans un saladier et laisser refroidir avant de servir.

Fattoush

M Gourmand

4 personnes

Temps de préparation : 10 minutes

Ingrédients

- Pain intégral Montignac
- 6 cuillères à soupe d'huile d'olive extra-vierge
- Jus de 2 citrons
- 4 grosses tomates coupées en morceaux
- 1 gros concombre pelé et coupé en dés
- 1 bouquet d'oignons nouveaux (cebettes) émincés
- 2 cuillères à soupe de menthe fraiche finement ciselée
- 1 bouquet de persil frais finement ciselé
- Sel et poivre noir fraîchement moulu

Préparation

Passer quelques tranches de pain au grille-pain.

Emietter le pain entre vos mains ou écrasez-le dans un torchon et déposer les brisures dans un saladier.

Incorporer le jus des 2 citrons, l'huile d'olive, le concombre, les tomates, les oignons, le persil et la menthe. Saler, poivrer et mélanger délicatement.

Rectifier l'assaisonnement si nécessaire et servir.

Salade au boulghour et aux pois chiches

M Glucide

6 personnes

Temps de préparation : 15 minutes

Ingrédients

- 100 g de boulghour complet
- 6 cuillères à soupe d'huile d'olive extra-vierge
- 200 g de pois chiches en conserve et égouttés
- 2 gousses d'ail émincées
- Jus de 3 citrons
- 2 bouquets de persil plat finement ciselé
- 1 bouquet de menthe finement ciselé
- Sel et poivre noir fraîchement moulu

Préparation

Plonger le boulghour dans un large saladier rempli d'eau froide. Réserver pendant 20 minutes ou jusqu'à ce que le boulghour soit tendre, puis égoutter dans une passoire et le mettre de côté.

Dans un bol, mélanger l'ail, le jus de citron, 1 pincée de sel, un peu de poivre puis ajouter les pois chiches. Réserver pendant 10 minutes puis incorporer le mélange au boulgour.

Saupoudrer de persil et de menthe juste avant de servir.

Salade au chou blanc

M Léger (tous types de repas)

4 personnes

Temps de préparation : 10 minutes

Ingrédients

- 2 tomates coupées en dés
- 4 cuillères à soupe d'huile d'olive extra-vierge
- Jus de 1 citron
- 600 g de chou blanc coupé en fines lanières
- 1 gousse d'ail hachée
- Sel et poivre noir fraîchement moulu

Préparation

Dans un saladier mélanger tous les ingrédients.

Saler, poivrer et servir.

Salade d'épinards au yaourt

M Léger (tous types de repas)

6 personnes

Temps de préparation : 10 minutes

Temps de cuisson : 15 minutes

Ingrédients

- 500 g d'épinards frais ou 250 g d'épinards en branches surgelés
- 1 pot (125 g) de yaourt
- 1 gousse d'ail haché
- Sel et poivre noir fraîchement moulu

Préparation

Laver les épinards et jeter les feuilles les plus dures. Couper les feuilles restantes en lanières et les disposer dans une large poêle. Couvrir et cuire à feu moyen pendant environ 15 minutes ou jusqu'à ce que les épinards soient tendres. Laisser refroidir et transférer dans un saladier.

Mélanger le yaourt et l'ail et incorporer ce mélange aux épinards. Saler, poivrer et mélanger.

Servir.

Salade de betteraves

M Léger (tous types de repas)

6 personnes

Temps de préparation : 10 minutes

Ingrédients

- 500 g de betteraves cuites et coupées en dés
- 2 cuillères à soupe d'huile d'olive extra-vierge
- 2 pots (125 g) de yaourts nature
- 2 cuillères à soupe de jus de citron
- 1 cuillère à café de graines de tournesol grillées
- 1 cuillère à soupe de persil frais ciselé pour la garniture
- Sel

Préparation

Dans un saladier, mélanger le jus de citron et l'huile d'olive. Incorporer le yaourt, les cubes de betteraves, une pincée de sel et bien mélanger.

Saupoudrer de persil et servir.

> *Note : bien qu'ayant un IG élevé (65), la betterave cuite contient très peu de glucide (10%). Son impact sur la glycémie est donc négligeable.*

Salade de carottes à l'orange

M Léger (tous types de repas)

6 personnes

Temps de préparation : 5 minutes

Ingrédients

- 750 g de carottes râpés
- 1 orange coupée en morceaux

Sauce

- Jus de 2 oranges
- Jus de 1 citron
- 2 cuillères à soupe de fleur d'oranger
- 1 botte de coriandre fraîche ciselée

Préparation

Dans un saladier, mélanger les carottes râpées et les morceaux d'orange.

Sauce : mélanger le jus d'orange, le jus de citron, la fleur d'oranger et la coriandre.

Verser la sauce sur les carottes ou servez-là dans un bol à part.

> *Note : bien qu'ayant un IG moyen (45), le jus d'orange contient très peu de glucide (10%). Son impact sur la glycémie est donc comparable à celui d'un IG vert.*

Salade de carottes aux citrons confits

M Léger (tous types de repas)

4 personnes
Temps de préparation : 5 minutes
Temps de cuisson : 15 minutes

Ingrédients

- 350 g de carottes coupées en quatre dans le sens de la longueur
- Huile d'olive extra-vierge
- 2 gousses d'ail finement hachées
- 1 morceau de gingembre frais (5 cm environ) pelé et râpé
- 1 quartier de citron confit découpé en tranches fines (cf. recette p...)
- 1 cuillère à soupe de menthe fraîche ciselée
- ¼ cuillère à soupe de gaines de cumin
- ¼ cuillère à soupe de graines de coriandre
- Sel

Préparation

Cuire les carottes dans une grande une casserole d'eau salée pendant 5 minutes. Les carottes doivent être cuites mais demeurer fermes. Egoutter et réserver.

Dans une poêle anti adhésive, torréfier à feu doux le cumin et les graines de coriandre pendant 1-2 minutes. Retirer du feu et les moudre grossièrement dans un moulin à épices ou à l'aide d'un mortier.

Remettre la poêle à feu doux avec l'huile d'olive, les graines de cumin, la coriandre, l'ail et le gingembre et faire revenir le tout pendant 1 minute.

Ajouter les carottes, mélanger et cuire de nouveau pendant 2 à 3 minutes, puis ajouter le citron confit et la menthe ciselée. Bien mélanger et retirer du feu. Servir chaud ou tiède.

Salade de concombres au yaourt

M Léger (tous types de repas)

6 personnes

Temps de préparation : 5 minutes

Ingrédients

- 1 gros concombre pelé et coupé en petits dés
- 4 pots (125 g) de yaourt nature
- 3 gousses d'ail hachées
- 3 cuillères à soupe de menthe fraiche finement ciselée
- Menthe pour la garniture
- Sel
- Poivre blanc

Préparation

Saupoudrer de sel les dés de concombre et laisser dégorger dans une passoire pendant ½ heure.

Dans un saladier, mélanger les gousses d'ail et le yaourt. Saler, poivrer et ajouter la menthe.

Egoutter les dés de concombre et les incorporer au yaourt. Mélanger délicatement et servir.

Salade de lentilles

M Léger (tous types de repas)

4 personnes

Temps de préparation : 10 minutes

Temps de cuisson : 30 minutes

Ingrédients

- 250 g de lentilles brunes (trempées dans un saladier d'eau froide pendant 2 heures)
- 3 cuillères à soupe de persil frais finement ciselé
- Sel

Vinaigrette

- 4 cuillères à soupe d'huile d'olive extra-vierge ou vinaigrette
- Jus de 2 citrons
- 2 gousses d'ail hachées
- ½ cuillère à café de coriandre moulue
- Poivre noir fraîchement moulu

Préparation

Plonger les lentilles dans une grande casserole d'eau froide. Porter à ébullition puis cuire à feu doux pendant ½ heure ou jusqu'à ce que les lentilles soient tendres. Saler en fin de cuisson.

Egoutter et transférer les lentilles dans un saladier et verser la vinaigrette pendant que les lentilles sont encore chaudes.

Saupoudrer de persil et mélanger délicatement.

> *Servir tiède ou froid.*

Salade de navets à l'orange

M Léger (tous types de repas)

6 personnes

Temps de préparation : 5 minutes

Ingrédients

- 500 g de navets coupés en tranches fines
- 3 cuillères à soupe d'huile d'olive extra-vierge
- Jus de 1 orange amère
- Jus de 1 citron
- 1 gousse d'ail hachée
- Sel et poivre noir fraîchement moulu

Préparation

Dans un saladier, faire macérer pendant 1 heure les navets dans le mélange huile d'olive, jus d'orange, jus de citron et ail. Saler, poivrer et mélanger. Servir.

Salade de patates douces

M Glucide

4 personnes
Temps de préparation : 10 minutes
Temps de cuisson : 25 minutes

Ingrédients

- 500 g de patates douces coupées en cubes de 1 cm
- 4 cuillères à soupe d'huile d'olive extra-vierge
- 5 olives vertes
- Jus de ½ citron
- 1 oignon coupé en morceaux
- 2 cuillères à soupe de persil plat ciselé
- ½ cuillère à café de gingembre moulu
- ½ cuillère à café de cumin
- ½ cuillère à café de paprika
- Sel

Préparation

Dans une poêle anti-adhésive, faire revenir l'oignon dans 2 cuillères à soupe d'huile d'olive. Quand l'oignon est doré, ajouter les patates douces et un peu d'eau. Poursuivre avec le cumin, le gingembre, le paprika, 1 pincée de sel et 1 cuillère à soupe d'huile d'olive. Poursuivre la cuisson jusqu'à ce que le jus de cuisson se transforme en sauce. En cours de cuisson, mélanger les cubes de patates douces en prenant soin de ne pas les écraser.

Retirer du feu et laisser refroidir avant d'incorporer les olives et la cuillère à soupe d'huile d'olive restante. Saupoudrer de persil et servir.

Servir à température ambiante.

Salade de poireaux

M Léger (tous types de repas)

6 personnes

Temps de préparation : 5 minutes

Temps de cuisson : 15 minutes

Ingrédients

- 500 g de poireaux

Vinaigrette

- 3 cuillères à soupe d'huile d'olive extra-vierge
- Jus de 1 citron
- 2 gousses d'ail hachées
- 1 cuillère à café de menthe séchée
- Sel et poivre noir fraîchement moulu

Préparation

Couper les poireaux dans le sens longitudinal et bien les nettoyer sous l'eau.

Jeter la racine et les feuilles externes les plus dures.

Couper les feuilles restantes en tronçons de 3-5 cm.

Cuire les poireaux à la vapeur ou plonger-les dans une casserole d'eau bouillante salée pendant une quinzaine de minutes jusqu'à ce qu'ils soient juste tendres. Egoutter et les laisser refroidir avant d'ajouter la vinaigrette (la vinaigrette peut être servie dans un bol à part).

Salade de riz

M Léger (tous types de repas)

6 personnes

Temps de préparation : 5 minutes

Ingrédients

- 750 g de tomates coupées en rondelles
- Vinaigrette (voir recette page 160)
- 1 oignon rouge émincé
- 2 cuillères à soupe persil frais ciselé
- ½ cuillère à café de cumin

Préparation

Dans un saladier, mélanger les tomates, l'oignon, le persil et le cumin.

Verser la vinaigrette sur la salade ou servez-là dans un bol à part.

Salade de tomates et de lentilles

M Léger (tous types de repas)

6 personnes

Temps de préparation : 10 minutes

Temps de cuisson : 30 minutes

Ingrédients

- 250 g de lentilles brunes (trempées dans un saladier d'eau froide pendant 2 heures)
- 4 cuillères à soupe d'huile d'olive extra-vierge
- 3 tomates pelées et coupées en morceaux
- 1 gros oignon émincé
- 1 petite botte de persil frais finement ciselé
- 2-3 cuillères à café de vinaigre de vin
- Sel et poivre noir fraîchement moulu

Préparation

Dans une poêle anti-adhésive, faire revenir l'oignon dans 4 cuillères à soupe d'huile d'olive jusqu'à ce qu'il soit doré.

Ajouter les tomates, les lentilles et mouiller à hauteur avec de l'eau froide. Cuire à feu doux pendant ½ heure puis ajouter le persil et le vinaigre. Saler, poivrer et poursuivre la cuisson jusqu'à ce que les lentilles soient cuites.

Retirer du feu, laisser refroidir puis rectifier l'assaisonnement si nécessaire.

Arroser d'un filet d'huile d'olive et servir.

Salade grecque

M Gourmand

6 personnes

Temps de préparation : 10 minutes

Ingrédients

- 2 grosses tomates coupées en quartiers
- 250 g de feta coupé en gros dés
- 1 douzaine d'olives noires
- 1 laitue romaine coupée en lanières
- 1 concombre coupé en 2 en longueur, puis en larges tranches
- 1 poivron vert découpé en rondelles
- 1 botte d'oignons nouveaux (cebettes) finement émincés
- 1 grosse botte de persil (de préférence plat) grossièrement ciselé

Vinaigrette

- 6 cuillères à soupe d'huile d'olive extra-vierge
- Jus de 1 citron
- Sel et poivre noir fraîchement moulu

Préparation

Dans un large saladier, mélanger tous les ingrédients.

Verser la vinaigrette sur la salade ou servez-là dans un bol à part.

> *Préparer la vinaigrette juste avant de servir.*

Salade Meshwiya

M Léger (tous types de repas)

6 personnes

Temps de préparation : 15 minutes

Temps de cuisson : 15 minutes

Ingrédients

- 400 g de tomates
- 1 boite (100 g) de thon au naturel égoutté et émietté
- 2 œufs durs coupés en rondelles
- 6-7 oignons nouveaux (cebettes)
- 2 gros poivrons coupés en deux
- 2 cuillères à soupe de persil frais finement ciselé
- 1 cuillère à soupe de câpres

Vinaigrette

- 4 cuillères à soupe d'huile d'olive extra-vierge
- 3 cuillères à soupe de jus de citron
- Sel et poivre noir fraîchement moulu

Préparation

Faire revenir les poivrons dans une poêle anti-adhésive jusqu'à ce que leur peau se craquèle et noircisse. Peler, épépiner puis couper les en fines lanières.

Epépiner et presser les tomates entre vos mains pour en extraire le jus puis coupez-les en petits morceaux.

Disposer dans un grand saladier les poivrons, les tomates, les oignons, le thon, les œufs et les câpres. Mélanger et saupoudrer de persil. Verser la vinaigrette sur la salade ou servez-là dans un bol à part.

Salade mixte

M Léger (tous types de repas)

6 personnes

Temps de préparation : 15 minutes

Ingrédients

- 3 tomates épépinées et débarrassées de leur jus
- 2 oignons rouges finement émincés
- 1 petite laitue romaine coupée en fines lanières
- 1 gros concombre pelé et coupé en dés
- 4 cuillères à soupe de persil frais ciselé
- 1 cuillère à soupe de ciboulette fraîche finement ciselée

Vinaigrette

- 5 cuillères à soupe d'huile d'olive extra-vierge
- 2 cuillères à soupe de jus de citron ou de vinaigre de vin
- 1 gousse d'ail hachée
- Sel et poivre noir fraîchement moulu

Préparation

Dans un saladier, mélanger tous les ingrédients.

Verser la vinaigrette sur la salade ou servez-là dans un bol à part.

Salade perse

M Léger (tous types de repas)

4 personnes

Temps de préparation : 10 minutes

Ingrédients

- 4 tomates coupées en petits cubes
- 1 laitue coupée en fines lanières
- 1 oignon finement émincé
- ½ concombre coupé en petits cubes

Vinaigrette

- 2 cuillères à soupe d'huile d'olive extra-vierge
- Jus de 1 citron
- 1 gousse d'ail hachée
- Sel et poivre noir fraîchement moulu

Préparation

Dans un saladier, mélanger tous les ingrédients.

Verser la vinaigrette sur la salade ou servez-là dans un bol à part.

Salade turque

M Gourmand

6 personnes

Temps de préparation : 10 minutes

Ingrédients

- 4 tomates coupées en petits cubes
- 200 g de feta émiettée
- Olives noires émincées
- 1 laitue romaine coupée en petit morceaux
- 1 oignon rouge finement émincé
- 1 poivron vert épépiné
- 1 poivron rouge épépiné
- ½ concombre coupé en petits cubes

Vinaigrette

- 3 cuillères à soupe d'huile d'olive extra-vierge
- 3 cuillères à soupe de jus de citron
- 1 gousse d'ail émincée
- 1 cuillère à soupe de persil frais ciselé
- 1 cuillère à soupe de menthe fraîche ciselée
- Sel et poivre noir fraîchement moulu

Préparation

Couper la tête des poivrons, retirer la membrane blanche, puis couper la chair en fines lanières.

Dans un large saladier, mélanger la laitue, les poivrons, le concombre, les tomates et l'oignon.

Éparpiller les morceaux de feta et mélanger délicatement.

Verser la vinaigrette sur la salade ou server-là dans un bol à part à part.

Taboulé

M Glucide

M Léger (tous types de repas) si le boulgour est remplacé par du quinoa.

6 personnes

Temps de préparation : 15 minutes

Ingrédients

- 100 g de boulgour fin
- 6 cuillères à soupe d'huile d'olive extra-vierge
- 3 tomates moyennes coupées en dés
- Jus de 2 citrons
- 250 g d'oignons nouveaux (cebettes) émincés ou 1 gros oignon doux
- 250 g de persil plat finement ciselé
- 90 g de menthe fraîche finement ciselée
- Sel et poivre noir fraîchement moulu

Préparation

Tremper le boulgour dans un saladier d'eau froide pendant 15 minutes puis l'égoutter très soigneusement.

Transférer le boulgour dans un saladier avec l'huile d'olive et le jus de citron. Saler, poivrer et laisser reposer pendant environ ½ heure jusqu'à ce que le liquide soit absorbé.

Ajouter le persil et les oignons juste avant de servir. Dresser sur des assiettes et éparpiller les dés de tomates.

VOLAILLE

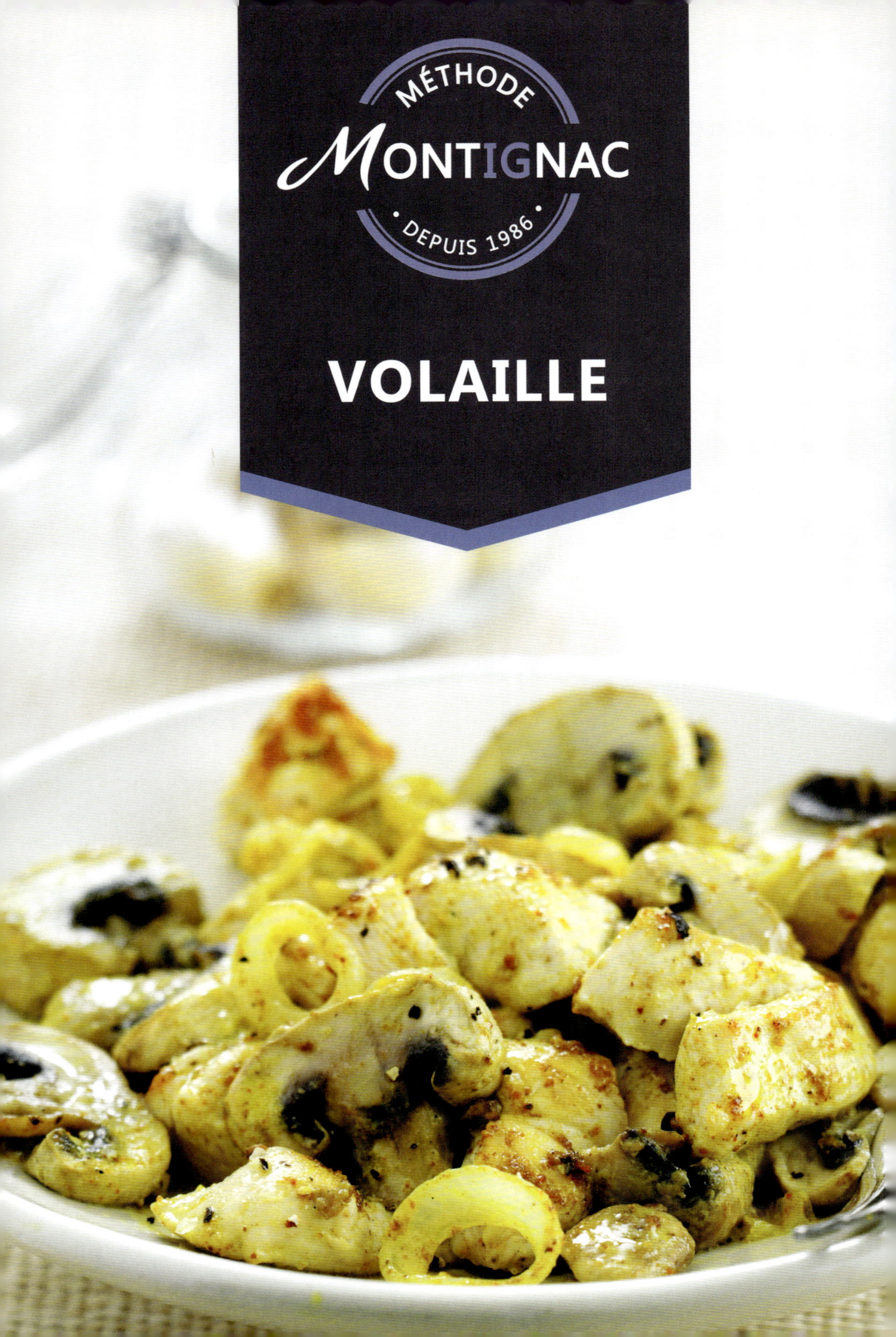

Cailles grillées

M Gourmand

6 personnes

Temps de préparation : 10 minutes

Temps de cuisson : 10 minutes

Ingrédients

- 6 cailles
- 2 cuillères à soupe de persil ciselé

Marinade

- 4 cuillères à soupe d'huile d'olive extra-vierge
- 1 cuillère à café de cumin
- 1 cuillère à café de coriandre en poudre
- ½ oignon, émincé et écrasé pour en extraire le jus
- Sel et poivre noir fraîchement moulu

Préparation

Enduire les cailles de marinade. Transférer dans un plat, recouvrir d'un film alimentaire et réserver au réfrigérateur pendant 1 heure.

Préchauffer le four sur position grill puis enfourner les cailles pendant 10 minutes ou jusqu'à ce qu'elles soient cuites, en les retournant une seule fois à mi-cuisson.

Servir.

Poulet au citron

M Gourmand

6 personnes

Temps de préparation : 10 minutes

Temps de cuisson : 1h30

Ingrédients

- 1 gros poulet fermier
- 2 cuillères à soupe d'huile d'olive extra-vierge
- 2 citrons confits coupés en morceaux
- 1 oignon finement émincé
- 1 bouquet de persil frais
- 1 bouquet de coriandre fraîche finement ciselée
- ½ cuillère à café de safran ou de curcuma
- ½ cuillère à café gingembre
- ½ cuillère à café de cannelle
- Sel et poivre noir fraîchement moulu

Préparation

Dans une cocotte, disposer le poulet avec tous les ingrédients sauf les citrons confits. Mouiller à mi-hauteur avec de l'eau et laisser mijoter en remuant de temps en temps jusqu'à ce que la chair se détache des os et le liquide ait réduit.

Ajouter les citrons confits et poursuivre la cuisson 5-10 minutes de plus.

Servir.

Poulet au curry

M Gourmand

4 personnes

Temps de préparation : 15 minutes

Temps de cuisson : 2 heures

Ingrédients

- 250 ml de sauce tomate ou 1 boite de coulis de tomates
- 1 poulet fermier (ou blancs de poulet)
- 4 cuillères à soupe d'huile d'olive extra-vierge
- 60 ml d'eau
- 2 citrons verts séchés
- 2 gros oignons émincés
- 2 gousses d'ail hachées
- 1 cuillère à café de curcuma
- 1 cuillère à café de gingembre frais râpé
- 1 bâton de cannelle
- 1¾ cuillère à café de baharat (mélange d'épices)
- Sel

Préparation

Découper le poulet en morceaux. Saler et réserver.

Mélanger le baharat et le curcuma et badigeonner le poulet avec la moitié du mélange. Réserver pendant 15 minutes.

Chauffer 4 cuillères à soupe d'huile d'olive dans une poêle anti-adhésive puis faire revenir les morceaux de poulet jusqu'à ce qu'ils soient dorés. Transférer dans un plat.

Dans la même poêle, faire revenir les oignons jusqu'à ce qu'ils soient translucides puis ajouter l'ail, le gingembre, la cannelle et le mélange restant de baharat et curcuma. Cuire pendant 5 minutes en remuant souvent.

Ajouter la sauce tomate, l'eau, une pincée de sel et porter à ébullition. Ajouter le poulet, réduire à feu doux et laisser mijoter pendant 1½ heures ou jusqu'à ce que le poulet soit cuit. Servir.

> *Baharat : mélange de paprika, poivre noir, graines de coriandre, clous de girofle, cumin, écorces de citron, cardamome noire, muscade, cannelle.*

Poulet aux olives

M Gourmand

6 personnes

Temps de préparation : 15 minutes

Temps de cuisson : 1h30

Ingrédients

- 15-20 olives noires et vertes dénoyautées
- 1.5 kg de poulet fermier
- 2 cuillères à soupe d'huile d'olive extra-vierge
- 250 ml de bouillon de poulet
- 4 oignons nouveaux (cebettes) émincés
- 3 gousses d'ail hachées
- 1 oignon émincé
- 2-3 brins de safran, plongés dans 1 cuillère à soupe d'eau bouillante
- 1 cuillère à soupe de racine de gingembre râpé
- 1 cuillère à soupe de paprika
- Jus d'½ citron
- Sel et poivre noir fraîchement moulu

Préparation

Chauffer l'huile d'olive dans une grande poêle ou une cocotte. Faire revenir le poulet jusqu'à ce que toutes les faces soient dorées. Saler et poivrer.

Ajouter l'oignon, le gingembre, l'ail, le paprika et cuire de nouveau à feu moyen pendant quelques minutes.

Ajouter le safran puis mouiller avec le bouillon de poulet. Porter à ébullition,couvrir et laisser mijoter pendant 45 minutes.

Ajouter les oignons nouveaux et poursuivre la cuisson pendant 15 minutes jusqu'à ce que le poulet soit bien cuit et le bouillon réduit de moitié.

Ajouter les olives, le jus de citron et poursuivre la cuisson pendant 5 minutes.

Dresser le poulet sur un grand plat et napper de jus de cuisson.

Servir.

Poulet aux pois chiches

M Gourmand

6 personnes

Temps de préparation : 20 minutes

Temps de cuisson : 1h30

Ingrédients

- 250 g de pois chiches (trempés dans un saladier d'eau froide pendant 1 nuit)
- 1 gros poulet fermier
- 2 cuillères à soupe d'huile d'olive extra-vierge
- 600 ml d'eau
- Jus de 1 citron
- 3 gousses d'ail hachées
- 1 oignon finement émincé
- 1 cuillère à café de curcuma
- Sel et poivre noir fraîchement moulu

Préparation

Chauffer l'huile d'olive dans une grande poêle ou une cocotte. Faire revenir les oignions jusqu'à ce qu'ils soient dorés puis saupoudrer de curcuma. Ajouter le poulet et faire revenir le tout jusqu'à ce que toutes ses faces soient dorées.

Ajouter l'eau, les pois chiches, le jus de citron et l'ail. Saler, poivrer puis porter à ébullition et laisser mijoter à couvert pendant 1 heure environ ou jusqu'à ce que le poulet soit bien cuit et les pois chiches tendres.

Rectifier l'assaisonnement si nécessaire et servir.

Poulet grillé

M Gourmand

6 personnes
Temps de préparation : 5 minutes
Temps de cuisson : 20 minutes environ (barbecue)

Ingrédients

- 1 poulet fermier

Marinade

- 3 cuillères à soupe d'huile d'olive extra-vierge
- Jus de 1 citron
- 1 gousse d'ail hachée
- ½ oignon, émincé et écrasé pour en extraire le jus
- Sel et poivre noir fraîchement moulu

Préparation

Découper le poulet en morceaux, l'enduire de marinade et réserver au réfrigérateur pendant 1 heure.

Cuire au barbecue pendant 20 minutes environ ou jusqu'à ce que la viande soit cuite.

Dresser le poulet sur un plat de service et servir.

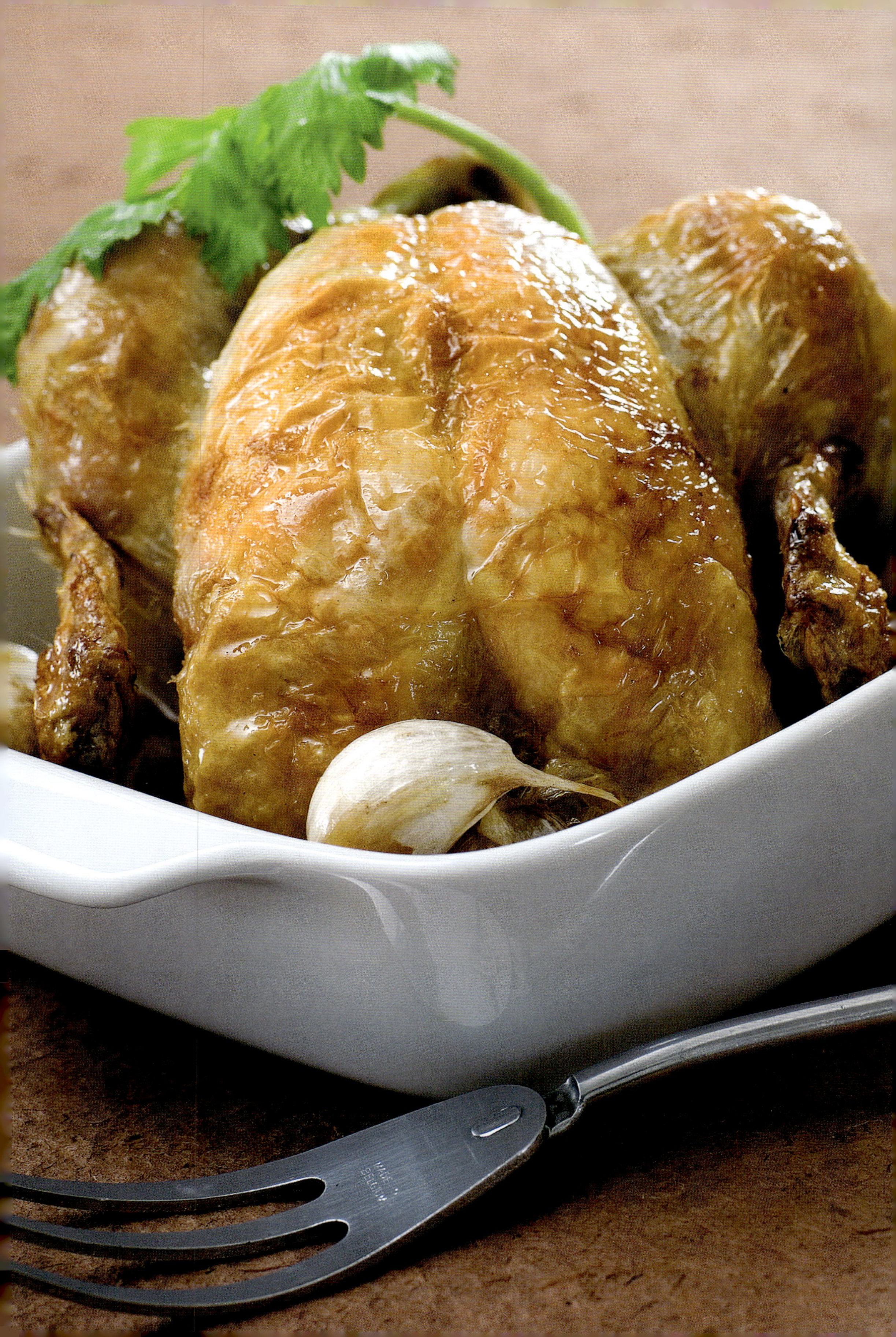

MÉTHODE
MONTIGNAC
DEPUIS 1986

ŒUFS

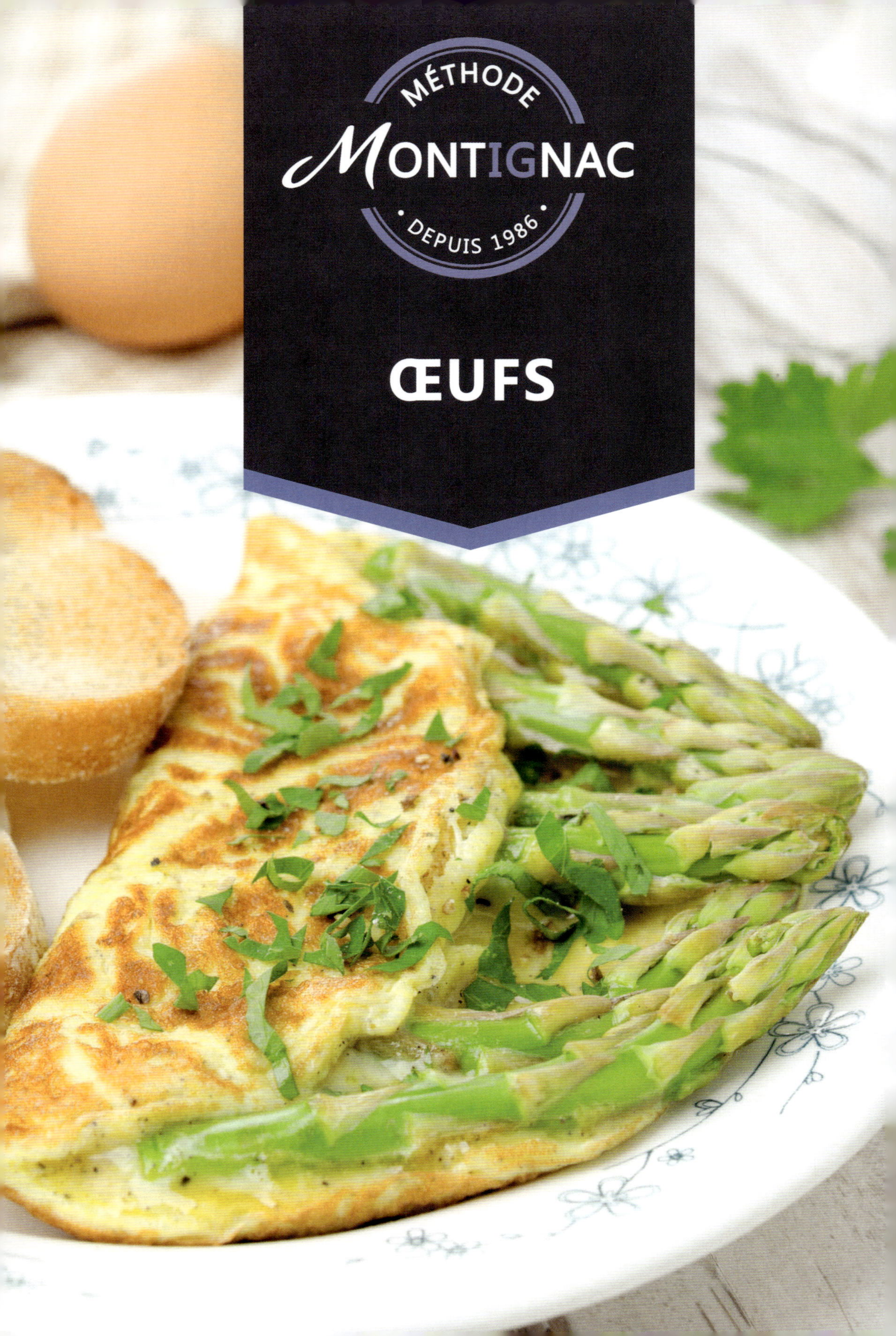

Aubergines Eggah

M Gourmand

6 personnes
Temps de préparation : 15 minutes
Temps de cuisson : 25 minutes

Ingrédients

- 2 aubergines coupées en dés
- 6 œufs
- 2 cuillères à soupe d'huile d'olive extra-vierge
- 2 gousses d'ail hachées
- 1 oignon finement émincé
- Sel et poivre noir fraîchement moulu

Préparation

Préchauffer le four sur position grill.

Saupoudrer les aubergines de sel et laisser dégorger dans une passoire pendant 1 heure. Les presser ensuite entre vos mains de façon à extraire le plus de jus possible.

Dans une poêle anti-adhésive, faire revenir l'oignon dans 2 cuillères à soupe d'huile d'olive jusqu'à ce qu'il soit bien doré. Ajouter l'ail et les aubergines et faire revernir le tout jusqu'à ce que les aubergines soient cuites.

Battre les blancs et les jaunes d'œufs. Saler, poivrer, et incorporer aux aubergines.

Cuire le tout à couvert et à feu doux pendant 15 minutes ou jusqu'à ce que les œufs soient cuits. Pour gratiner les œufs, transférer le mélange dans un plat allant au four et enfourner pendant quelques minutes.

Servir.

s et tomates aux œufs

d de l'Iran.

Temps de préparation : 15 minutes
Temps de cuisson : 45 minutes

Ingrédients

- 4 grosses tomates, pelées, épépinées et coupés en dés
- 6 cuillères à soupe d'huile d'olive extra-vierge
- 4 œufs
- 4 aubergines
- 2 gousses d'ail hachées
- 1 gros oignon finement émincé
- Sel et poivre noir fraîchement moulu

Préparation

Préchauffer le four à 190 °C.

Retirer la peau des aubergines puis les transférer dans un plat allant au four. Enfourner pendant 30-40 minutes ou jusqu'à ce que la peau se craquèle.

Pendant ce temps, faire revenir dans une poêle anti-adhésive l'oignon et l'ail dans 4 cuillères à soupe d'huile d'olive. Quand ils sont dorés, ajouter les tomates et poursuivre la cuisson quelques minutes de plus, puis transférer dans un plat de service.

Battre les œufs et les cuire à feu doux dans une poêle anti-adhésive dans 2 cuillères à soupe d'huile d'olive. Retirer du feu quand ils sont cuits et incorporer aux aubergines.

Mélanger délicatement, saler, poivrer et servir.

> *Pour peler facilement les tomates, pochez-les 30 secondes dans l'eau bouillante, puis transférez-les dans un saladier d'eau froide avec des glaçons. Laisser refroidir les tomates avant de les peler.*

> *Délicieux avec du pain intégral Montignac grillé.*

Frittata kookoo sabzi

M Gourmand

4 personnes

Temps de préparation : 15 minutes

Temps de cuisson : 20 minutes

Ingrédients

- 8 œufs
- 60 g de feta émiettée
- 4 cuillères à soupe d'huile d'olive extra-vierge
- 2 cuillères à soupe de persil frais finement ciselé
- 2 cuillères à soupe de coriandre fraîche finement ciselée
- 2 cuillères à soupe d'estragon frais finement ciselé
- 2 cuillères à soupe d'aneth fraîche finement ciselée
- 2 cuillères à soupe de ciboulette fraîche finement ciselée
- 1 cuillère à soupe de poudre à lever
- 1 cuillère à soupe d'advieh
- Sel et poivre noir fraîchement moulu

Suggestion d'accompagnement

- Pain intégral Montignac
- Yaourt grec
- Quartiers de citron vert
- Salade

Préparation

Préchauffer le four sur position grill.

Dans un saladier, battre énergiquement les œufs avec 2 c. à s. d'huile, la poudre à lever, l'advieh, l'huile d'olive et les herbes. Saler et poivrer.

Dans une poêle anti-adhésive, chauffer à feu fort 2 c. à s. d'huile d'olive. Verser le mélange à base d'œufs et mélanger. Cuire à feu doux pendant une quinzaine de minutes ou jusqu'à ce que les œufs soient cuits.

Saupoudrer de feta et transférer le mélange dans un plat allant au four. Enfourner pendant 5 minutes ou jusqu'à ce que le dessus soit gratiné.

Servir chaud avec du pain intégral, des quartiers de citron verts ou du yaourt. Peut aussi se manger froid accompagné d'une salade.

> *L'advieh est un mélange d'épices composé généralement de curcuma, cannelle, cardamone, clou de girofle, pétales de rose, cumin et gingembre.*

Omelette au citron et à l'ail

M Gourmand

6 personnes

Temps de préparation : 5 minutes

Temps de cuisson : 10 minutes

Ingrédients

- 6 œufs
- 2 cuillères à soupe d'huile d'olive extra-vierge
- Jus d'½ citron
- 2 gousses d'ail hachées
- Menthe séchée pour la garniture
- Sel et poivre noir fraîchement moulu

Préparation

Dans une poêle anti-adhésive, faire revenir l'ail et le jus de citron dans 2 cuillères à soupe d'huile d'olive. Quand l'ail est doré, ajouter les œufs préalablement battus, la menthe séchée et poursuivre la cuisson à feu doux. Retirer du feu quand les œufs sont cuits.

Saler, poivrer et servir.

Omelette au fromage

M Gourmand

4-6 personnes

Temps de préparation : 10 minutes

Temps de cuisson : 10 minutes

Ingrédients

- 8 œufs
- 150 g de feta émietté
- 3 cuillères à soupe d'huile d'olive extra-vierge
- 6 échalotes finement émincées
- 1 poignée de feuilles de menthe émincées
- 1 botte de persil émincé
- Poivre blanc

Préparation

Préchauffer le four sur position grill.

Dans un saladier, battre les œufs avec le reste des ingrédients, sauf l'huile.

Chauffer 2 cuillères à soupe d'huile d'olive dans une poêle anti-adhésive. Quand l'huile est très chaude, incorporer les œufs et cuire à feu doux pendant une dizaine de minutes ou jusqu'à ce que la base de l'omelette soit cuite. Retirer du feu et transférer dans un plat allant au four.

Napper le plat avec la cuillère à soupe d'huile d'olive restante et enfourner pendant quelques minutes pour gratiner légèrement l'omelette.

Petites courgettes Eggah

M Gourmand

6 personnes
Temps de préparation : 10 minutes
Temps de cuisson : 20 minutes

Ingrédients

- 6 petites courgettes épluchées
- 5 cuillères à soupe d'huile d'olive extra-vierge
- 5 œufs
- 1 oignon émincé
- 1 gousse d'ail hachée
- 1 petite botte de persil frais ciselé
- 1 pincée de noix de muscade
- Sel et poivre noir fraîchement moulu

Préparation

Dans une poêle anti-adhésive, faire revenir l'oignon dans 2 cuillères à soupe d'huile d'olive. Quand il est doré, ajouter l'ail, faire revenir le tout 3-4 minutes de plus et réserver.

Plonger les courgettes dans une casserole d'eau bouillante. Une fois cuites et égouttées, les réduire en pulpe (mixeur) et les mélanger avec l'ail et l'oignon. Battre les œufs et les incorporer aux courgettes.

Saler, poivrer et ajouter la noix de muscade. Mélanger et transférer le mélange dans un poêle anti-adhésive avec 3 cuillères à soupe d'huile d'olive. Retirer du feu quand les œufs sont cuits. Servir chaud ou froid.

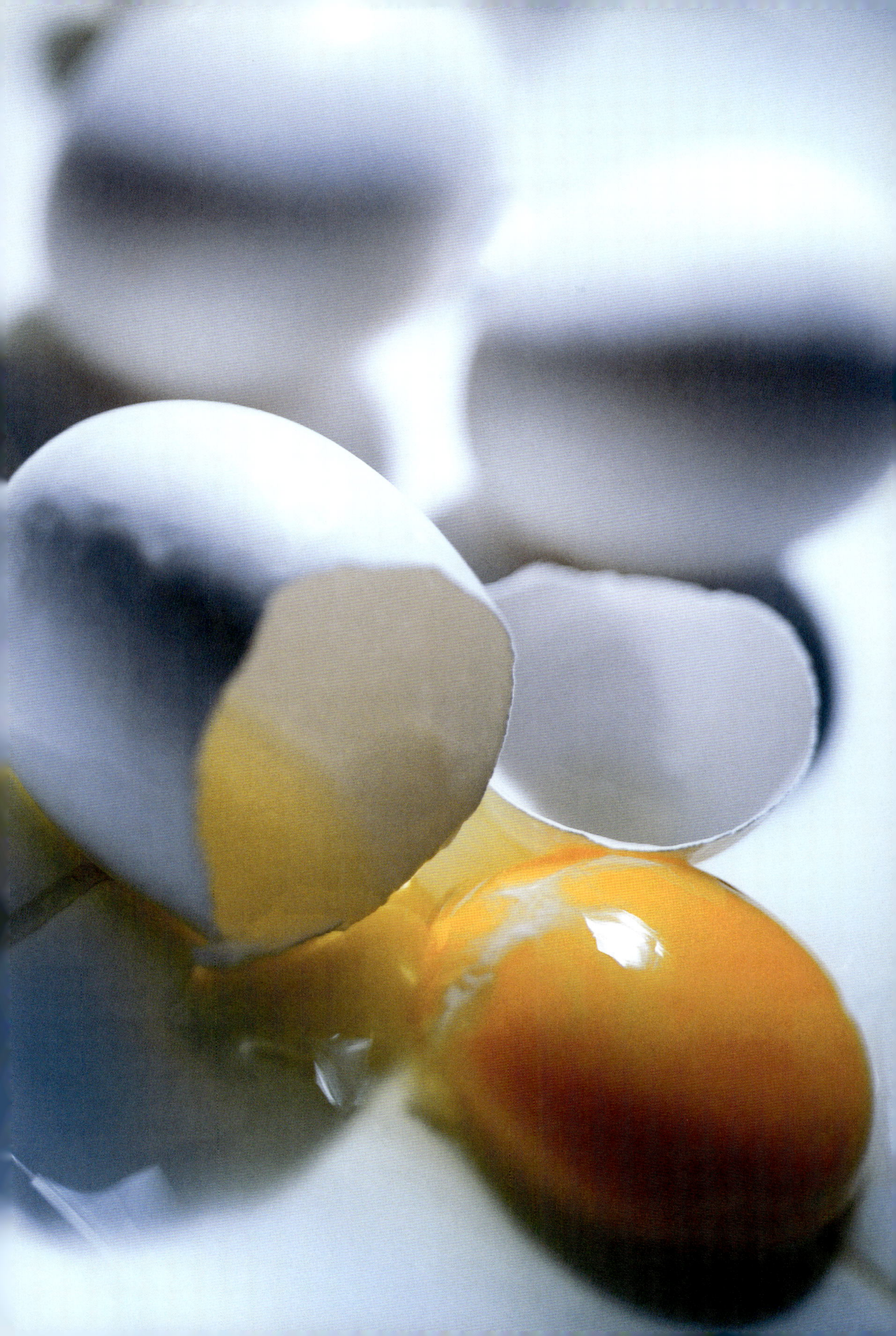

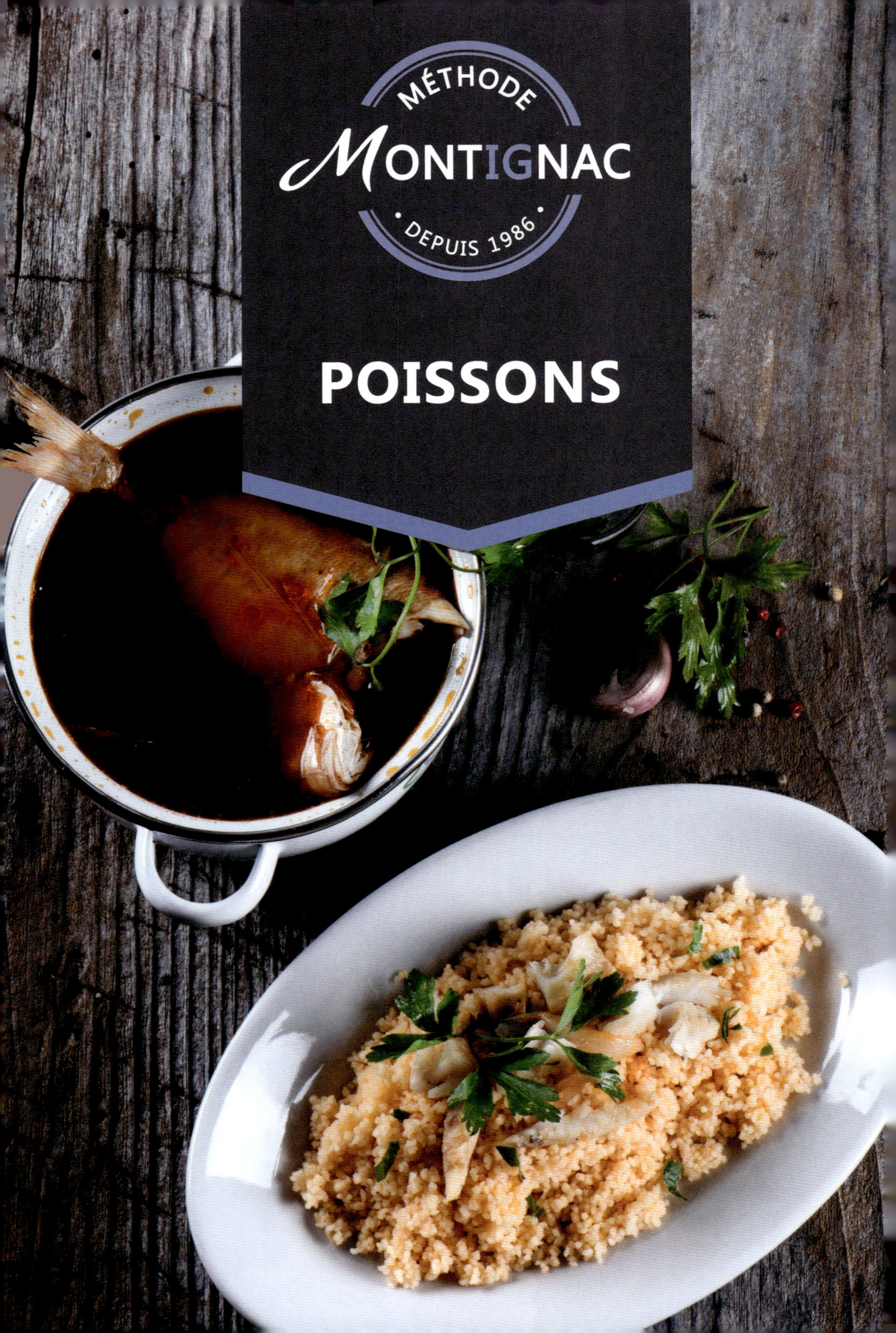
MÉTHODE
MONTIGNAC
DEPUIS 1986
POISSONS

Couscous au poisson

M Glucide

6 personnes

Temps de préparation : 30 minutes

Temps de cuisson : 2 heures

Ingrédients

- 500-750 g de couscous Montignac (IG = 45)
- 750 g-1 kg de poisson
- 120 g de pois chiches, (les tremper préalablement dans l'eau pendant 1 nuit)
- Tête et queues de poisson pour le fond de poisson
- 3 carottes émincées
- 3 navets coupés en dés
- 1 oignon ou quelques cebettes émincées
- 1 poivron rouge, épépiné, évidé et tranché
- ½ cuillère à café de safran
- 2-3 coings, pelés, évidés et tranchés
- Sel et poivre noir
- Poivre de Cayenne

Préparation

Dans une grande casserole, porter à ébullition les têtes et queues de poisson dans 1-1½ litres d'eau. Retirer l'écume et poursuivre la cuisson à feu doux pendant 1 heure.

Préparer le couscous. Réserver.

Retirer du bouillon les têtes, les queues de poisson et les légumes. Passer le bouillon au chinois et réincorporer les légumes au bouillon. Ajouter ensuite le poisson et les coings.

Placer le couscous au-dessus du bouillon et du poisson et poursuivre la cuisson pendant une vingtaine de minutes ou jusqu'à ce que le poisson soit cuit.

Servir.

Brochettes Méditerranéennes

M Léger (tous types de repas)

6 personnes

Temps de préparation : 15 minutes

Temps de cuisson : 15 minute

Ingrédients

- 500 g de grosses crevettes crues et non décortiquées (fraîches ou surgelées)
- 4 cuillères à café d'huile d'olive extra-vierge
- 3 gousses d'ail hachées
- 1 botte de coriandre finement ciselé
- 1 botte de persil finement ciselé
- 1 cuillère à café de paprika
- 1 cuillère à café cumin
- ½ cuillère à café gingembre
- 1 pincée de poivre de Cayenne
- Sel

Préparation

Décortiquer et déveiner les crevettes.

Dans une poêle anti-adhésive, faire revenir l'ail dans 4 cuillères à soupe d'huile d'olive. Quand l'ail est doré, ajouter le paprika, le cumin, le gingembre, le poivre de Cayenne, 1 pincée de sel et les crevettes et faire revenir le tout jusqu'à ce que les crevettes soient cuites (roses). Parsemer de coriandre et de persil avant de poursuivre la cuisson 1 minute de plus.

Servir immédiatement.

Dorade au riz et aux oignons

M Glucide

4 personnes

Temps de préparation : 20 minutes

Temps de cuisson : 50 minutes

Ingrédients

- 200g de riz Basmati
- 1 dorade de 500 g environ, lavée et vidée
- 4 cuillères à soupe d'huile d'olive extra-vierge
- 4 oignons finement émincés
- 2 cuillères à soupe de cumin en poudre
- 1 cuillère à soupe de cannelle
- 1 cuillère à soupe de piment de la Jamaïque
- 2 cuillères à soupe de pignon de pin
- Sel et poivre noir fraîchement moulu
- Quartiers de citron

Préparation

Couper et saler la tête du poisson.

Chauffer à feu moyen l'huile d'olive dans une poêle anti-adhésive. Quand l'huile est chaude, faire revenir la tête pendant 5 minutes de chaque côté. Retirer du feu, transférer la tête dans un bol et réserver.

Faire revenir les oignions dans la poêle jusqu'à ce qu'ils soient dorés. Transférer les oignons sur du papier absorbant puis réserver.

Repartir les ¾ des oignons au fond d'une cocotte. Placer la cocotte à feu doux, puis ajouter la tête de poisson et recouvrir avec 500 ml d'eau. Ajouter le cumin, la cannelle, le piment de Jamaïque, quelques pincées de sel puis couvrir et porter à ébullition pendant 10 minutes. Retirer la tête de poisson puis ajouter le riz. Cuire à feu doux pendant 20 minutes ou jusqu'à ce que le riz soit tendre et le liquide absorbé. Préchauffer le four à 200 °C. Pendant ce temps, torréfier les pignons de pin dans une poêle anti-adhésive pendant 2 minutes environ.

Disposer le poisson dans un plat allant au four. Saler, poivrer, arroser d'huile d'olive et enfourner pendant 20 minutes ou jusqu'à ce que le poisson soit cuit.

Dresser le riz et le poisson sur un plat de service. Eparpiller les oignons restants et les pignons, saupoudrer de persil et servir accompagné de quartiers de citron.

Gambas à la sauce tomate

M Léger (tous types de repas)

4 personnes

Temps de préparation : 10 minutes

Temps de cuisson : 25 minute

Ingrédients

- 5-6 tomates pelés et coupés en morceaux
- 450 g de gambas crues et décortiquées
- 2 cuillères à soupe d'huile d'olive extra-vierge
- 120 ml de bouillon de poisson
- Jus de 1 citron
- 2 cuillères à soupe de coulis de tomates
- 2 gousses d'ail hachées
- 2 oignons finement émincés
- ½ cuillère à café de cumin
- ½ cuillère à café de cannelle en poudre
- Sel et poivre noir fraîchement moulu

Préparation

Dans une casserole, mélanger le coulis de tomates, le bouillon de poisson, le cumin et la cannelle. Saler et poivrer.

Cuire à feu doux et à couvert pendant 15 minutes en remuant de temps en temps, sans faire bouillir.

Ajouter les gambas et le jus de citron et poursuivre la cuisson jusqu'à ce que les crevettes soient cuites. À ce stade, le bouillon devrait avoir réduit de moitié.

Servir.

Poisson à la purée de sésame

M Gourmand

6 personnes

Temps de préparation : 20 minutes

Temps de cuisson : 45 minutes

Ingrédients

- 6 filets de cabillaud ou d'aiglefin
- 250 ml cuillères à soupe de purée de sésame (tahini)
- 4 cuillères à soupe d'huile d'olive extra-vierge
- 4 cuillères à soupe d'eau
- Jus de 2 citrons
- 2 gros oignons émincés
- 1 gousse d'ail hachée
- Sel et poivre noir fraîchement moulu

Préparation

Préchauffer le four à 180 °C.

Disposer les filets de poisson dans un plat creux allant au four. Napper les filets d'une cuillère à soupe de jus de citron et d'une cuillère à soupe d'huile d'olive et enfourner pendant 20 minutes.

Pendant ce temps, faire revenir dans une poêle anti-adhésive les oignons dans 3 cuillères à soupe d'huile d'olive jusqu'à ce qu'ils soient bien dorés.

Dans un petit saladier, mélanger la purée de sésame et l'ail. Saler poivrer, et ajouter peu à peu le jus de citron et l'eau tout en fouettant jusqu'à obtenir une sauce légère et crémeuse.

Eparpiller les oignons au-dessus du poisson puis verser la sauce sésame. Enfourner pendant 15 minutes jusqu'à ce que le poisson soit bien cuit. Servir immédiatement.

Poisson aux noisettes et pignons de pin

M Gourmand

6 personnes

Temps de préparation : 10 minutes

Temps de cuisson : 20 minutes

Ingrédients

- 75 g de noisettes hachées grossièrement
- 4 petits rougets
- 4 cuillères à soupe d'huile d'olive extra-vierge
- 75 g pignons de pin
- 250 ml de bouillon de poisson
- 3-4 tomates coupées en rondelles
- 1 gros oignon finement émincé
- 3-4 cuillères à soupe de persil frais ciselé
- Sel et poivre noir fraîchement moulu

Préparation

Préchauffer le four à 190 °C.

Chauffer 2 cuillères à soupe d'huile d'olive dans une poêle anti-adhésive puis faire revenir le poisson jusqu'à ce que les 2 faces soient dorées.

Dans une autre poêle, faire revenir l'oignon dans 2 cuillères à soupe d'huile d'olive jusqu'à ce qu'il soit doré. Ajouter les noisettes, les pignons de pin et cuire de nouveau pendant 3-4 minutes. Ajouter les tomates, le persil et le bouillon de poisson. Saler, poivrer et cuire à feu doux pendant 10-15 minutes en remuant de temps en temps.

Transférer le tout dans un plat allant au four et mouiller avec le liquide restant. Enfourner pendant 20 minutes ou jusqu'à ce que le poisson soit cuit.

Dresser sur des assiettes individuelles et servir.

Poisson épicé aux noix

M Gourmand

6 personnes

Temps de préparation : 15 minutes

Temps de cuisson : 30 minutes

Ingrédients

- 375 g de noix grossièrement hachées
- 1½ - 2 kg de loup ou dorade
- 6 cuillères à soupe d'huile d'olive extra-vierge
- Jus de 2 citrons
- 7-10 gousses d'ail hachées
- 1 botte de coriandre finement haché
- 1 cuillère à café de cannelle
- 1 cuillère à café de poivre de Cayenne
- Sel

Préparation

Préchauffer le four à 180 °C.

Disposer le poisson dans un plat allant au four.

Mélanger dans un peu d'eau les noix, la coriandre, l'ail, l'huile d'olive, le jus de citron et la cannelle jusqu'à obtenir la consistance d'une sauce.

Napper le poisson de sauce et enfourner pendant 30-40 minutes jusqu' ce que le poisson soit cuit.

Servir chaud ou froid.

> *La sauce peut être servie à part.*

Raie aux olives et aux citrons confits

M Léger (tous types de repas)

4 personnes

Temps de préparation : 5 minutes

Temps de cuisson : 10 minutes

Ingrédients

- 3 cuillères à soupe d'huile d'olive extra-vierge
- 4 ailes de raie (sans leur peau)
- 10 olives vertes dénoyautées et coupées en petits morceaux
- Jus de 1 citron
- 1 zeste de citron confit émincé
- 1 citron coupé en quartiers
- 2 cuillères à soupe de coriandre émincée
- Sel

Préparation

Chauffer l'huile d'olive dans une poêle anti-adhésive et ajouter les raies. Saler et cuire à feu doux pendant 4 minutes. Retourner les raies, ajouter le jus de citron et cuire de nouveau pendant 4 minutes ou jusqu'à ce que les 2 côtés soient cuits.

Ajouter le zeste de citron confit, les olives et la coriandre. Poursuivre la cuisson à feu doux pendant 1 à 2 minutes puis retirer du feu.

Servir accompagné de quartiers de citron.

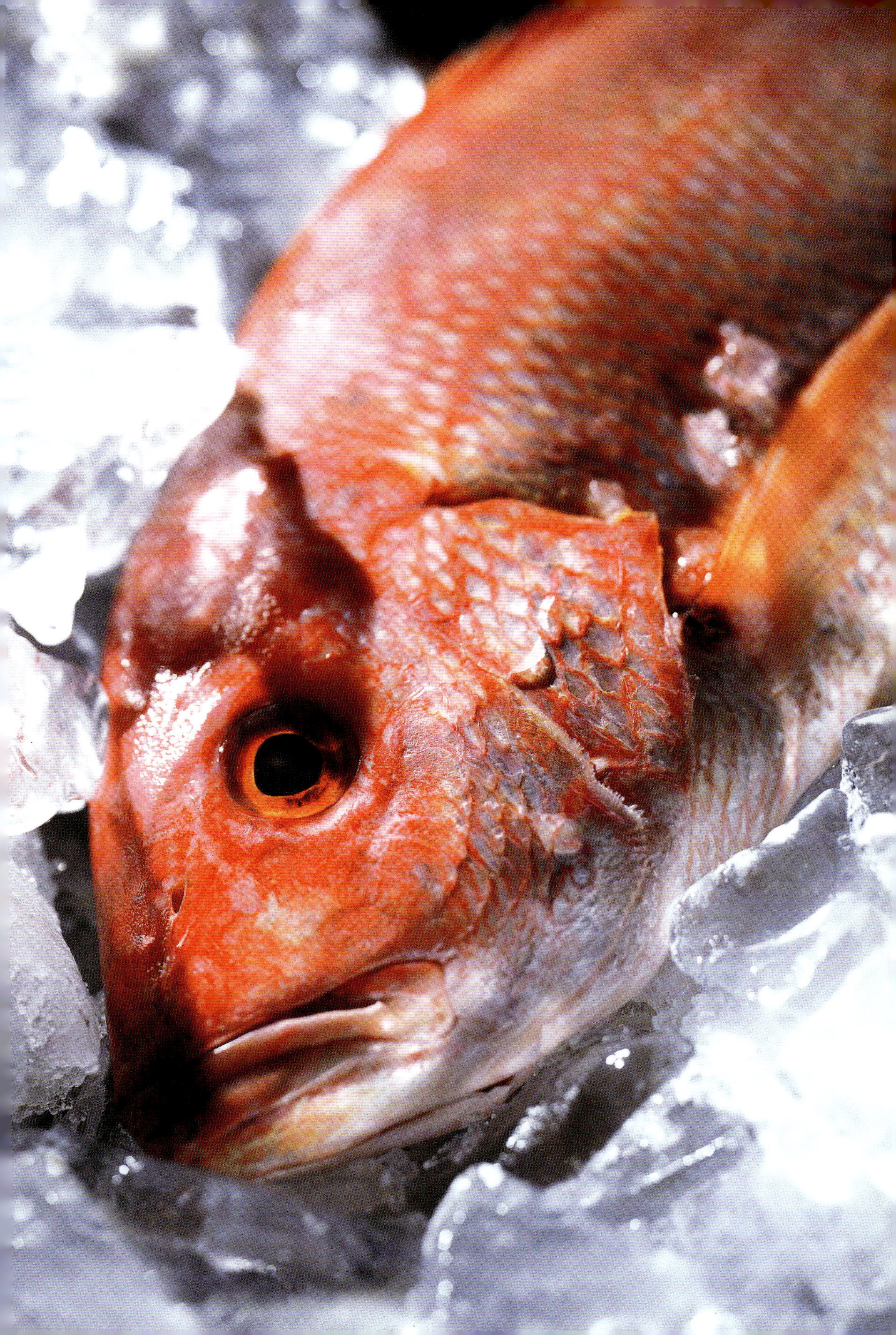

MÉTHODE
MONTIGNAC
DEPUIS 1986

VIANDES

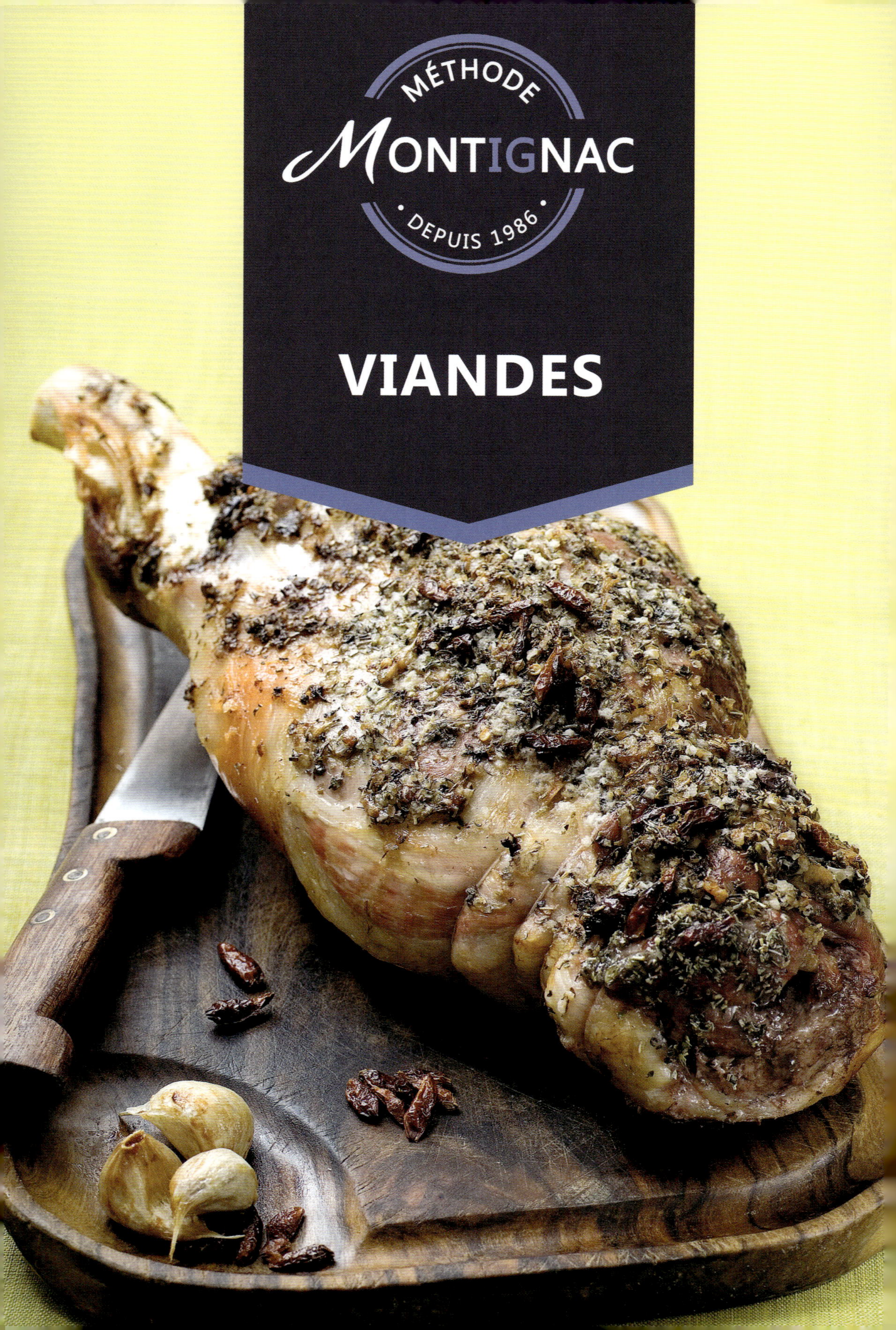

Agneau aux épices et aux herbes

M Gourmand

6 personnes

Temps de préparation : 20 minutes

Temps de cuisson : 2 heures

Ingrédients

- 2.5 kg de jarret d'agneau
- 4 cuillères à soupe d'huile d'olive extra-vierge
- 120 ml de vin blanc
- Jus de 1 citron
- 4 gousses d'ail
- 2 cuillères à soupe de moutarde de Dijon
- 2 cuillères à soupe de paprika
- ½ cuillère à café de thym séché
- ½ cuillère à café de romarin séché
- Sel et poivre noir fraîchement moulu

Préparation

Retirer le gras visible de la viande. À l'aide d'un couteau pointu, entailler la viande à 4 endroits et y insérer les gousses d'ail.

Dans un petit saladier, mélanger l'huile d'olive le paprika, la moutarde, le jus de citron, le thym et le romarin. Saler, poivrer et repartir uniformément ce mélange sur la viande. Réserver au réfrigérateur pendant 1 heure.

Préchauffer le four à 200 °C.

Transférer la viande dans un plat allant au four et ajouter le vin blanc. Enfourner pendant 20 minutes à 200 °C puis réduire la température à 160 °C. Poursuivre la cuisson pendant 2 heures en arrosant de temps en temps la viande avec le jus de cuisson.

Servir accompagné d'une salade.

Boulettes de viande à la sauce tomate

M Gourmand

6 personnes
Temps de préparation : 20 minutes
Temps de cuisson : 30 minutes

Ingrédients

- 1 kg de bœuf (ou agneau) émincé
- 2 oignons finement émincés
- 2 gousses d'ail hachées
- 1 botte de persil frais finement ciselé
- 1 botte de coriandre fraîche finement ciselé
- 1 cuillère à café de cumin
- 1 cuillère à café de cannelle en poudre
- ½ cuillère à café de gingembre
- Sel et poivre

Sauce tomate

- 750 g de tomates pelées et coupées en morceaux ou 1 grosse boite de tomates pelées
- 2 cuillères à soupe d'huile d'olive extra-vierge
- 3 petits piments forts émincés
- 1 petite botte de persil
- ½ cuillère à café de cumin
- ½ cuillère à café de cannelle
- 1 cuillère à café de poivre de Cayenne

Préparation

Disposer dans un saladier le bœuf, les oignons, l'ail, le persil, la coriandre, le cumin, la cannelle et le gingembre. Saler, poivrer puis mélanger le tout à la main jusqu'à obtenir un mélange uniforme. Façonner à partir de ce mélange des boulettes de la taille d'une noix.

Préparation de la sauce tomate : mixer tous les ingrédients entre eux.

Transférer les boulettes de bœuf et la sauce tomate dans une poêle anti-adhésive. Mouiller à hauteur avec de l'eau puis cuire à feu doux pendant 20-25 minutes jusqu'à ce que la viande soit cuite.

Servir chaud.

Brochettes marocaines

M Gourmand

6 personnes

Temps de préparation : 20 minutes

Temps de cuisson : 15 minutes

Ingrédients

- 1 kg de viande de bœuf (ou agneau) haché
- 2 oignons émincés
- 4 cuillères à soupe de persil frais finement ciselé
- ½ cuillère à café de marjolaine séchée
- ¼ cuillère à café de cumin
- ¼ cuillère à café de coriandre
- ½ cuillère à café de harissa ou de ras el hanout
- Sel et poivre noir

Préparation

Disposer dans un saladier tous les ingrédients. Malaxer le tout à la main jusqu'à obtenir un mélange lisse.

Façonner des boulettes et les enfiler sur les brochettes. Pour la cuisson, utiliser un barbecue ou une poêle à griller. Servir accompagné d'une belle salade.

Gigot d'agneau

M Gourmand

6 personnes

Temps de préparation : 15 minutes

Temps de cuisson : 2 heures

Ingrédients

- 500 g de tomates coupées en rondelles
- 2.5 kg de jarret d'agneau
- 4 gousses d'ail
- 2 gros oignons émincés
- Sel et poivre noir fraîchement moulu

Préparation

Préchauffer le four à 220 °C.

Retirer le gras visible de la viande. À l'aide d'un couteau pointu, entailler la viande à 4 endroits et y insérer les gousses d'ail. Saler et poivrer.

Transférer la viande dans un plat allant au four. Disposer les tomates et les oignons autour de la viande.

Enfourner puis réduire la température du four à 160 °C. Cuire pendant 2 heures ou un peu moins si vous préférez la viande saignante. Arroser de temps en temps la viande avec le jus de cuisson.

Transférer dans un plat de service et servir.

Quiche à la farine de pois chiches

M Gourmand

4 personnes

Temps de préparation : 10 minutes

Temps de cuisson : 25 minutes

Ingrédients

- 200 g de farine de pois chiches
- 150 g d'épaule d'agneau désossée, dégraissée, coupée en fines tranches
- 4 cuillères à soupe d'huile d'olive extra-vierge
- 2 œufs
- Huile pour graisser le plat
- 750 ml de lait écrémé
- 100 g de tomates
- 1 ½ cuillères à soupe de cumin
- ½ cuillère à café de sel de mer
- ¼ cuillère à soupe de harissa
- Salade de jeunes pousses en accompagnement

Préparation

Préchauffer le four à 180 °C.

Dans une poêle anti-adhésive, faire revenir pendant 3 minutes à feu moyen la viande dans 2 cuillères à soupe d'huile d'olive chaude. Retirer du feu, éponger la viande sur du papier absorbant et réserver.

Dans un saladier, mélanger la farine de pois chiches, le cumin, le sel, le lait, les œufs, la harissa et 2 cuillères à soupe d'huile d'olive. Passer le mélange au mixeur jusqu'à obtenir un mélange lisse, aéré et homogène. Ajouter l'agneau et mélanger le tout. Transférer dans un plat huilé allant au four et enfourner pendant 20 minutes.

En fin de cuisson, passer en mode grill pour dorer le dessus de la quiche.

Retirer du four et servir accompagné d'une salade.

'agneau aux aubergines

nd

réparation : 20 minutes
Temps de cuisson : 1h15 minutes

Ingrédients

- 3 tomates pelées et coupés en quartiers
- 750 g de viande d'agneau (ou veau) coupé en cubes
- 5 cuillères à soupe d'huile d'olive extra-vierge
- Jus d'½ citron
- 2 aubergines coupées en tranches
- 1 cuillère à soupe de concentré de tomate
- 1 gros oignon finement émincé
- 1 cuillère à café de cumin
- ½ cuillère à café de piment de Jamaïque
- Sel

Préparation

Saupoudrer les aubergines de sel et laisser dégorger dans une passoire pendant ½ heure.

Dans une poêle anti-adhésive, faire revenir l'oignon dans 2 cuillères à soupe d'huile d'olive jusqu'à ce que l'oignon soit translucide. Ajouter la viande et faire revenir le tout jusqu'à ce que la viande soit dorée.

Dans un saladier, écraser les tomates avec une fourchette puis les incorporer à la viande. Ajouter le concentré de tomate, le jus de citron, le cumin et le piment de Jamaïque. Saler, poivrer et mélanger. Mouiller à hauteur avec de l'eau, porter à ébullition puis réduire à feu doux. Couvrir et laisser mijoter pendant ½ heure.

Laver et éponger les aubergines. Les faire revenir à feu moyen dans 3 cuillères à soupe d'huile chaude pendant quelques minutes. Quand elles sont dorées, les incorporer à la viande et cuire le tout à couvert pendant ½ heure.

Transférer dans un plat creux et servir.

Ragout d'agneau aux pommes

M Gourmand

6 personnes

Temps de préparation : 15 minutes

Temps de cuisson : 2 heures

Ingrédients

- 3 pommes épluchées et coupées en morceaux
- 500 g de viande d'agneau
- 5 cuillères à soupe d'huile d'olive extra-vierge
- 600 ml d'eau
- Jus de 1 ou 2 citrons
- 1 oignon finement émincé
- 1 cuillère à café de cannelle en poudre
- Sel et poivre noir fraîchement moulu

Préparation

Dans une poêle anti-adhésive, faire revenir l'oignon dans 2 cuillères à soupe d'huile d'olive jusqu'à ce qu'il soit bien doré. Saler, poivrer puis ajouter la viande. Mouiller avec 600 ml d'eau, saupoudrer de cannelle et porter à ébullition. Retirer l'écume et poursuivre la cuisson à feu doux pendant 1h30 à 2h ou jusqu'à ce que la viande soit cuite. Rajouter un peu d'eau en cours de cuisson si nécessaire.

Dans un autre poêle, faire revenir les morceaux de pommes dans 3 cuillères à soupe d'huile d'olive. Dès qu'ils sont dorés, les ajouter à la viande.

Ajouter le citron et poursuivre la cuisson pendant 50 minutes ou jusqu'à ce que les pommes soient cuites mais demeurent fermes.

Transférer dans un plat de service et servir.

ne d'agneau aux poires et petits oignons

M Gourmand

6 à 8 personnes

Temps de préparation : 15 minutes

Temps de cuisson : 2 heures

Ingrédients

- 1,3 Kg d'épaule d'agneau désossée
- 7 cuillères à soupe d'huile d'olive extra-vierge
- 400 g de petits oignons
- 1 oignon émincé
- ½ cuillère à café de gingembre en poudre
- ½ cuillère à café de cannelle en poudre
- ½ cuillère à café de brins de safran
- 3 poires (ou pommes Granny Smith)
- Sel et poivre noir fraichement moulu

Préparation

Découper la viande en 6/8 morceaux puis les faire revenir à feu moyen dans 2 cuillères à soupe d'huile d'olive.

Quand elle est dorée, ajouter l'oignon et couvrir partiellement avec de l'eau. Ajouter le gingembre, la cannelle et le safran. Saler, poivrer, puis couvrir et laisser mijoter à feu doux pendant 1½ heure en remuant de temps en temps.

Pendant ce temps, faire revenir les échalotes à feu doux dans 2 cuillères à soupe d'huile d'olive. Quand elles sont dorées, les ajouter à la viande et poursuivre la cuisson pendant 30 minutes ou jusqu'à ce que la viande soit cuite. En fin de cuisson, ôter le couvercle pour réduire au maximum le jus de cuisson (il doit en rester très peu).

Laver et vider les poires (ne pas les éplucher). Les faire revenir à feu moyen dans 3 cuillères à soupe d'huile d'olive jusqu'à ce qu'elles caramélisent légèrement.

Si elles ne sont pas suffisamment cuites, les disposer au-dessus de la viande (peau à l'extérieur) et couvrir. Elles devraient être cuites au bout de 15 minutes environ mais veiller à les retirer avant qu'elles ne se décomposent.

Servir.

Tajine d'agneau

M Gourmand

6 personnes

Temps de préparation : 20 minutes

Temps de cuisson : 3h30 minutes

Ingrédients

- 2 carottes coupées en gros morceaux
- 800g de filet d'agneau (ou poulet) découpé en morceaux
- 2 cuillères à soupe d'huile d'olive extra-vierge
- 2 poireaux coupés en gros morceaux
- 2 petits citron confits coupés en morceaux
- 1 poignée d'olives vertes et noires entières
- 1 poignée de safran
- 1 tête d'ail (avec la peau) écrasé avec le plat d'un couteau
- Sel et poivre noir fraîchement moulu

Préparation

Préchauffer le four à 150 °C.

Dans un grand saladier, mélanger tous les ingrédients entre eux. Transférer le tout dans un plat allant au four.

Mouiller à hauteur avec de l'eau puis couvrir le plat d'une feuille de papier aluminium.

Enfourner pendant 3½ heures ou jusqu'à ce que l'agneau soit bien cuit.

Servir accompagné d'une salade verte et de pain Montignac.

Tajine de bœuf

M Gourmand

6 personnes

Temps de préparation : 30 minutes

Temps de cuisson : 3heures

Ingrédients

- 1 petite courge (800 g environ) épépinée et coupée en dés de 5 cm environ
- 600g de bœuf maigre
- Huile d'olive extra-vierge
- 1 boite de 400 g de tomates pelées
- 800 ml de bouillon de légumes
- 1 boite de 400 g de pois chiches, égouttés
- 100 g d'abricots secs
- 2 cuillères à soupe d'amandes effilées
- 1 oignon émincé
- 1 petite botte de coriandre

Mélange d'épices

- Sel et poivre noir fraîchement moulu
- 1 cuillère à soupe de ras el hanout
- 1 cuillère à soupe de cumin moulu
- 1 cuillère à soupe de cannelle en poudre
- 1 cuillère à soupe de gingembre en poudre
- 1 cuillère à soupe de paprika

Préparation

Mixer toutes les épices. Déposer le bœuf dans un saladier et le napper avec les épices. Recouvrir le saladier d'un film alimentaire et réserver au réfrigérateur pendant au moins 5 heures.

Dans une poêle anti adhésive, chauffer un peu d'huile d'olive et faire revenir la viande à feu moyen pendant 5 minutes. Quand la viande est dorée, ajouter l'oignon, la coriandre et faire revenir le tout 5 minutes de plus. Ajouter ensuite les pois chiches et la moitié du bouillon (400 ml). Mélanger et porter à ébullition. Réduire à feu doux, couvrir et poursuivre la cuisson pendant 1½ heure.

Ajouter les dés de courge, les abricots et le reste du bouillon. Mélanger le tout puis poursuivre la cuisson à couvert 1½ heures de plus. Ajouter un peu d'eau en cours de cuisson si le mélange devient trop sec.

Servir chaud.

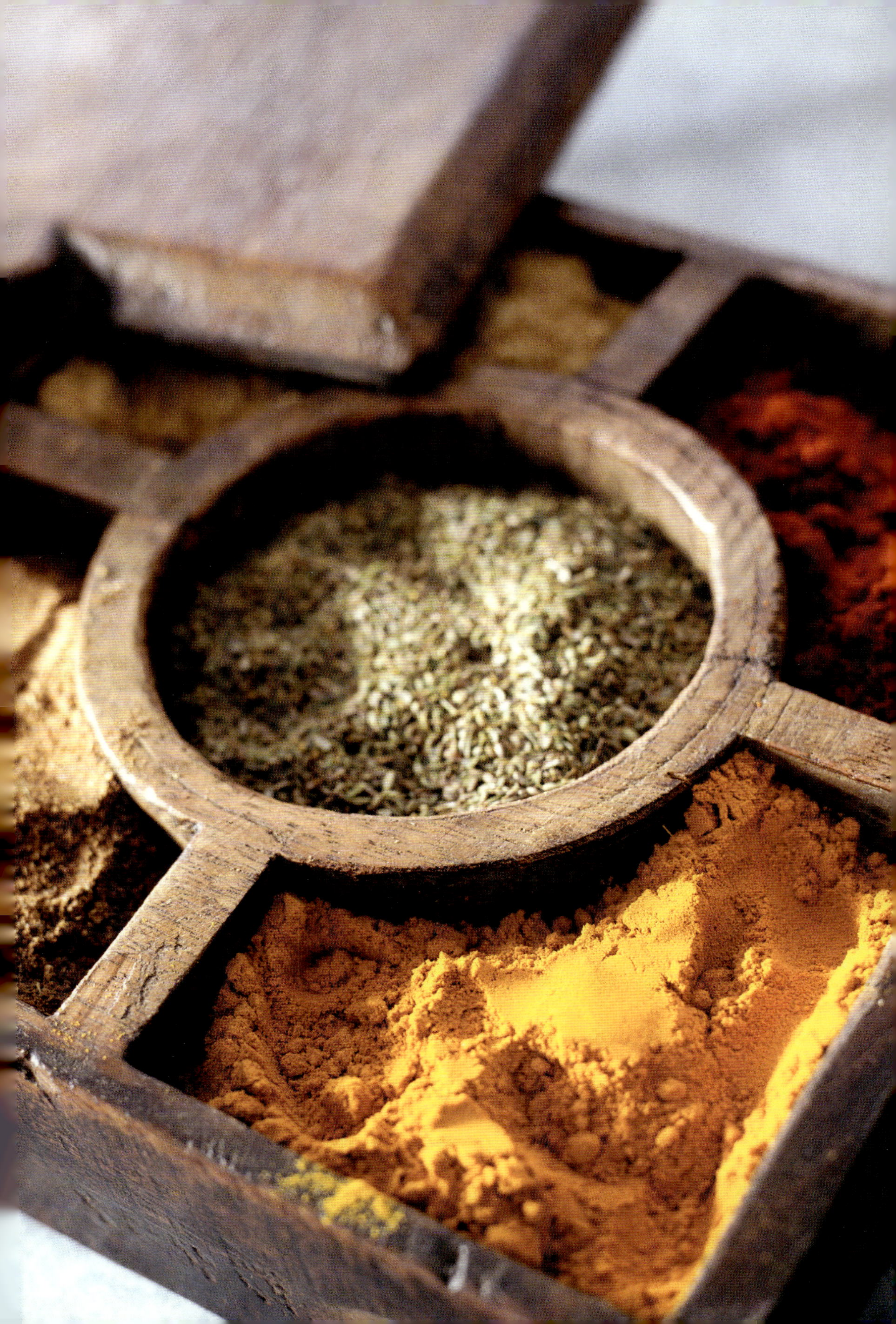

MÉTHODE
MONTIGNAC
DEPUIS 1986

RIZ ET LÉGUMES

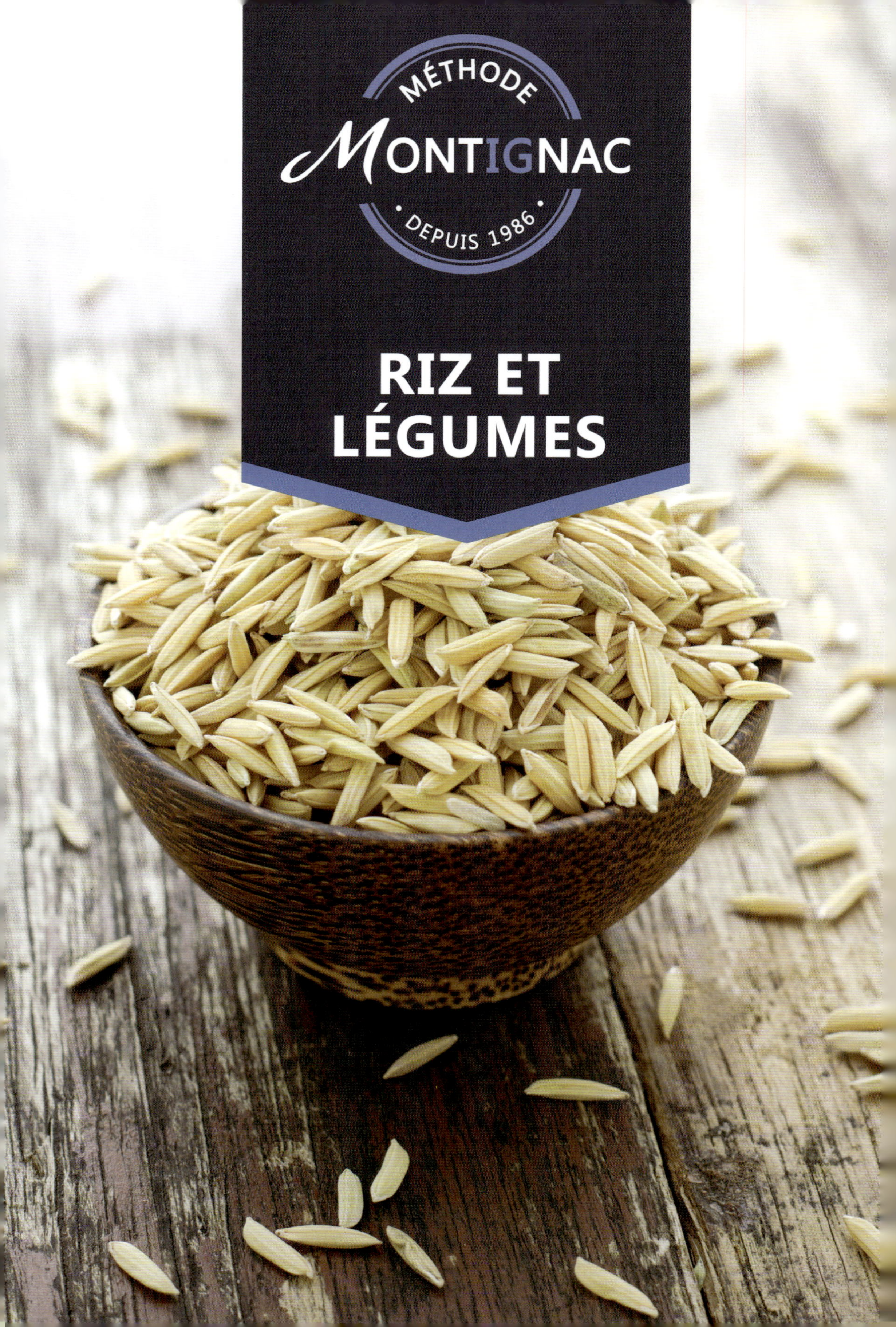

Aubergines, tomates et poivrons à l'huile

M Léger

6 personnes
Temps de préparation : 15 minutes
Temps de cuisson : 45 minutes

Ingrédients

- 4 tomates pelées et coupées en rondelles
- 5 cuillères à soupe d'huile d'olive extra-vierge
- 2 aubergines coupées en tranches
- 1-2 poivrons verts épépinés et coupés en tranches
- 1 oignon émincé
- Sel et poivre noir fraîchement moulu

Préparation

Saupoudrer les aubergines de sel et laisser dégorger dans une passoire pendant ½ heure. Ensuite, éponger et presser la chair entre vos mains pour en extraire le jus.

Dans une poêle anti-adhésive, faire revenir l'oignon dans 5 cuillères à soupe d'huile d'olive. Dès qu'il est doré, ajouter les aubergines, les tomates et cuire 10 minutes de plus.
Saler, poivrer, et poursuivre la cuisson à feu doux pendant 30 minutes ou jusqu'à ce que les légumes soient cuits et le jus de légumes évaporé.

Servir chaud ou froid.

Céleri à l'huile d'olive

M Léger

6 personnes

Temps de préparation : 10 minutes

Temps de cuisson : 30 minutes

Ingrédients

- 3 céleris épluchés et coupés en dés
- 5 cuillères à soupe d'huile d'olive extra-vierge
- Jus de 1 ou 2 citrons
- Sel et poivre noir fraîchement moulu

Préparation

Dans une poêle anti-adhésive, faire revenir le céleri dans 5 cuillères à soupe d'huile d'olive. Quand il est doré, mouiller à hauteur avec de l'eau. Saler, poivrer et ajouter le jus de citron.

Poursuivre la cuisson à feu doux pendant 30 minutes ou jusqu'à ce que le jus de cuisson soit évaporé.

Servir chaud ou froid.

Courgettes aux tomates

M Léger

6 personnes

Temps de préparation : 15 minutes

Temps de cuisson : 30 minutes

Ingrédients

- 400 g de tomates pelées et coupées en morceaux
- 5 cuillères à soupe d'huile d'olive extra-vierge
- 750 g de courgettes coupées en rondelles
- 1 gousse d'ail haché
- 2 cuillères à soupe de persil frais ciselé
- Sel et poivre noir fraîchement moulu

Préparation

Saupoudrer les aubergines de sel et laisser dégorger dans une passoire pendant ½ heure. Ensuite, éponger et presser la chair entre vos mains pour en extraire le jus.

Transférer les aubergines et l'ail dans une poêle anti-adhésive et faire revenir le tout dans 5 cuillères à soupe d'huile d'olive. Quand les aubergines sont tendres, ajouter les tomates. Saler, poivrer, parsemer de persil et cuire à feu doux jusqu'à ce que les légumes soient cuits.

Servir chaud ou froid.

Épinards aux amandes

M Léger

6 personnes

Temps de préparation : 15 minutes

Temps de cuisson : 15 minutes

Ingrédients

- 4 tomates pelées et coupées en rondelle
- 60 g d'amandes blanchies
- 2 cuillères à soupe d'huile d'olive extra-vierge
- 1 kg d'épinards frais
- 1 oignon émincé
- Sel et poivre noir fraîchement moulu

Préparation

Torréfier les amandes dans une poêle anti-adhésive. Réserver.

Laver les épinards et retirer les queues de façon à ne garder que les feuilles. Dans une poêle anti adhésive, faire revenir l'oignon dans 2 cuillères à soupe d'huile d'olive chaude. Quand les oignons sont translucides, ajouter les épinards et cuire jusqu'ce qu'ils diminuent de volume. Saler, poivrer et ajouter les tomates. Cuire et retirer du feu quand les tomates sont cuites mais encore fermes. Transférer dans un plat de service, saupoudrer d'amandes et servir.

Légumes au yaourt et à la sauce tomate

M Léger

6 personnes

Temps de préparation : 15 minutes

Temps de cuisson : 25 minutes

Ingrédients

- 2 aubergines
- Huile d'olive extra-vierge
- 2 pots de yaourt nature
- 3 poivrons rouges ou verts
- 3 grosses courgettes
- 4 oignons rouges coupés en 4
- 2 cuillères à café de cumin séché
- 1 gousse d'ail émincé
- Sel

Sauce tomate

- 700 g de tomates pelées et coupées en petits morceaux
- 2 cuillères à soupe d'huile d'olive extra-vierge
- 2 cuillères à café de vinaigre de vin
- 3 gousses d'ail émincées
- Sel
- 1 poignée de piment en poudre

Préparation

Préchauffer le four.

Verser le yaourt dans un bol. Si vous le souhaitez, ajouter un peu d'ail et de menthe séchée. Saler, mélanger et réserver au frais.

Sauce tomate : chauffer l'huile d'olive dans un poêle anti-adhésive. Faire revenir l'ail pendant quelques secondes puis ajouter les tomates et le piment. Saler et cuire pendant 20 minutes ou jusqu'à ce que la sauce devienne épaisse. Ajouter le vinaigre en fin de cuisson. Retirer du feu, transférer dans un grand bol et réserver.

Couper les aubergines et les courgettes en tranches de 1cm d'épaisseur. Epépiner le concombre et le couper en lanières.

Pour chacun des légumes, préparer plusieurs plats allant au four ou plusieurs feuilles d'aluminium (le temps de cuisson est différent pour chacun des légumes). Saler et arroser généreusement d'huile d'olive (les retourner pour que chaque face soit bien huilée).

Enfourner et cuire pendant 25 minutes environ ou jusqu'à ce que les légumes soient tendres et légèrement dorés. Surveiller la cuisson de manière à ne pas trop cuire certains des légumes.

Disposer tous les légumes sur un plat de service accompagnés de la sauce tomate et de la préparation au yaourt (qui peuvent être servies à part dans des bols).

Mix de légumes à l'huile d'olive

M Léger

6 personnes

Temps de préparation : 15 minutes

Temps de cuisson : 1h30

Ingrédients

- 350 g de haricots blancs, (tremper préalablement dans un saladier d'eau froide pendant 1 nuit)
- 6 cuillères à soupe d'huile d'olive extra-vierge
- 600 ml d'eau
- 5 oignons nouveaux (cebettes) émincés
- 4 gousses d'ail
- 1 oignon émincé
- 1 cèleri rave épluché et découpé en julienne
- 1 carotte épluchée et coupée en rondelles
- 3 cuillères à soupe de persil frais ciselé
- Sel et poivre noir fraîchement moulu

Préparation

Dans une poêle anti-adhésive, faire revenir l'oignon dans 3 cuillères à soupe d'huile d'olive. Quand l'oignon est translucide, ajouter les haricots et couvrir avec 600 ml d'eau. Porter à ébullition puis cuire à feu doux pendant 1h à 1h30 ou jusqu'à ce que les haricots soient al dente.

Ajouter ensuite le céleri, la carotte, les oignons nouveaux et l'ail (voire un peu d'eau si nécessaire). Poursuivre la cuisson à feu doux jusqu'à ce que les haricots et les légumes soient cuits.

Saler, poivrer, ajouter 3 cuillères à soupe d'huile d'olive et cuire de nouveau pendant 10 minutes.

Retirer du feu, saupoudrer de persil et servir.

Riz aux herbes fraiches

M Glucide

6 personnes

Temps de préparation : 10 minutes

Temps de cuisson : 30 minutes

Ingrédients

- 500 g de riz Basmati Montignac
- Herbes fraîches finement ciselées (persil, estragon, ciboulette, aneth, etc.)

Préparation

Cuire le cuire d'après la recette riz *chilau* (cf. recette page 36). Quand le riz est *al dente,* jeter les herbes dans la casserole et porter de nouveau à ébullition.

Retirer du feu et passer le riz et les herbes dans une passoire. Transférer le riz et les herbes dans un saladier, arroser d'un filet d'huile d'olive et recouvrir immédiatement le saladier d'un film alimentaire pendant 2/3 minutes avant de servir.

Sauce aux amandes pour riz

M Léger

6 personnes

Temps de préparation : 10 minutes

Temps de cuisson : 30 minutes

Ingrédients

- 60 g d'amandes moulus
- 600 ml de bouillon de poisson
- Jus de 1 citron
- 1 gousse d'ail écrasé
- 3 cuillères à soupe de persil frais ciselé
- Sel et poivre noir fraîchement moulu

Préparation

Mélanger dans une casserole les amandes et le bouillon de poisson. Porter à ébullition, saler, poivrer, puis ajouter l'ail, le persil et le citron.

Faire revenir le tout à feu doux pendant 25 minutes ou jusqu'à ce que le mélange épaississe et devienne homogène.

Verser la sauce sur le riz et servir.

Tomates pilav

M Léger

6 personnes

Temps de préparation : 15 minutes

Temps de cuisson : 1h15

Ingrédients

- 500 g de riz Basmati Montignac
- 3 cuillères à soupe d'huile d'olive extra-vierge
- 750 g-1 kg de tomates ou 1 boite de 850 g de tomates pelées
- 250 g d'oignons coupés en morceaux
- 1 gousse d'ail hachée
- 1 feuille de laurier
- Sel et poivre noir fraîchement moulu

Préparation

Dans une poêle anti-adhésive, faire revenir les oignons et l'ail dans 3 cuillères à soupe d'huile d'olive.

Quand les oignons sont dorés, saler, poivrer et ajouter les tomates. Écraser les tomates avec une cuillère en bois et faire revenir le tout pendant 5/10 minutes.

Mouiller ensuite à hauteur avec de l'eau et poursuivre la cuisson à feu doux pendant ¾ d'heure. Rajouter un peu d'eau en cours de cuisson si nécessaire.

Ajouter le riz dès que la sauce épaissit et devient homogène. Mouiller à hauteur avec de l'eau et porter à ébullition. Réduire à feu doux, couvrir, puis cuire pendant une quinzaine de minutes ou jusqu'à ce que le riz soit cuit.

Servir.

Topinambours à la sauce tomate

M Glucide

6 personnes

Temps de préparation : 15 minutes

Temps de réfrigération : 30 minutes

Ingrédients

- 1 kg de topinambours
- 3 cuillères à soupe d'huile d'olive extra-vierge
- 4 tomates pelées et concassées
- 2 cuillères à soupe de concentré de tomates
- 1 oignon finement émincé
- 1 gousse d'ail haché
- 2 cuillères à soupe de persil frais finement ciselé
- Sel et poivre noir fraîchement moulu

Préparation

Laver et éplucher les topinambours. Dans une poêle anti-adhésive faire revenir l'oignon et l'ail dans 3 cuillères à soupe d'huile d'olive. Quand l'oignon est translucide, ajouter les topinambours puis les tomates (écraser les tomates dans la poêle ou préalablement dans un saladier avec une cuillère en bois). Ajouter ensuite le concentré de tomate et le persil. Saler, poivrer et mélanger. Mouiller à hauteur avec de l'eau et cuire à feu doux pendant ½ heure ou jusqu'à ce que le jus de cuisson soit évaporé.

Servir.

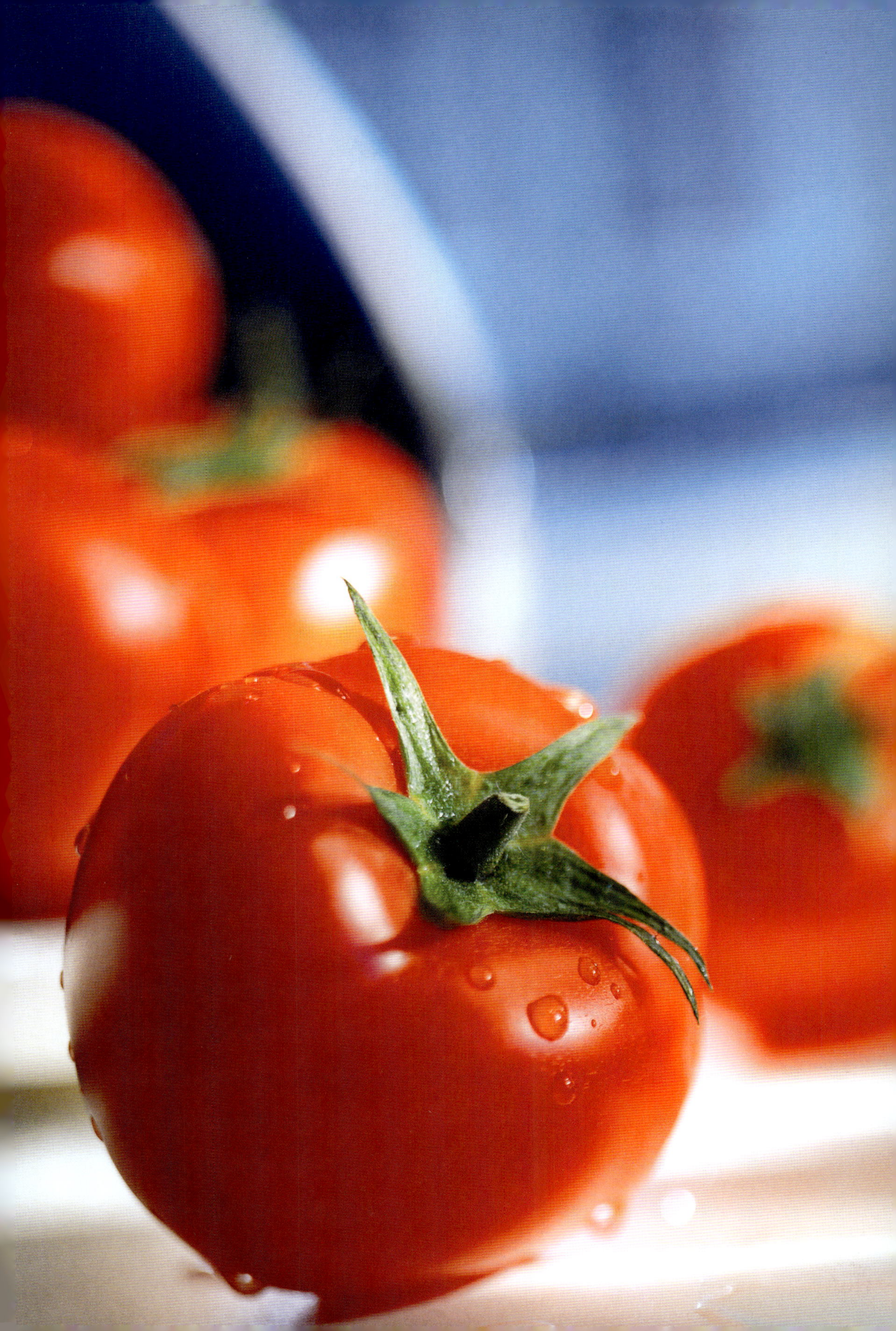

MÉTHODE MONTIGNAC DEPUIS 1986

SOUPES

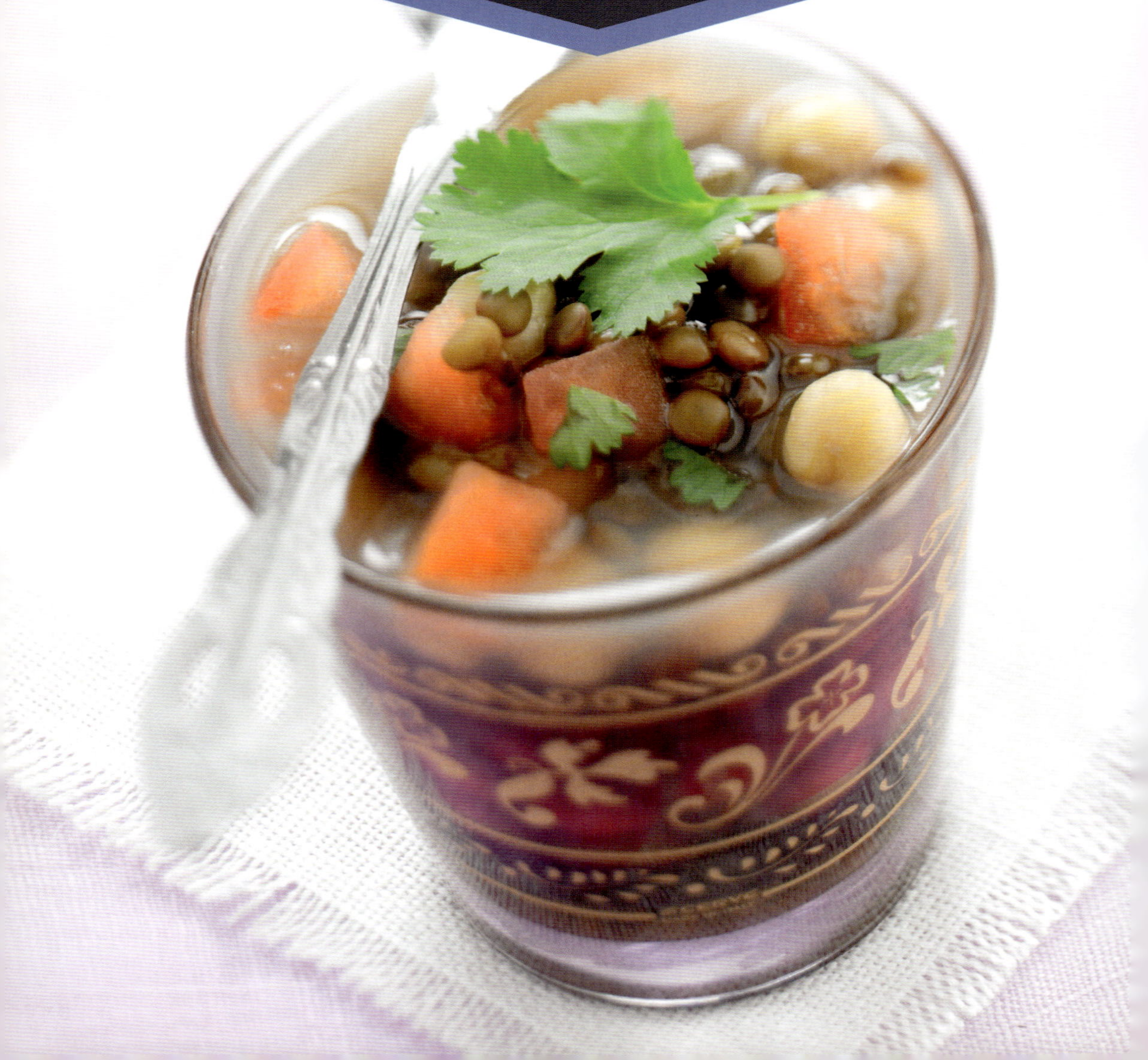

Soupe aux épinards et aux lentilles

M Léger

6 personnes

Temps de préparation : 15 minutes

Temps de cuisson : 40 minutes

Ingrédients

- 250 g de lentilles brunes
- 3 cuillères à soupe d'huile d'olive extra-vierge
- 500 g d'épinards frais ou 250 g d'épinards congelés coupés en morceaux
- 2 cuillères à soupe de concentré de tomates
- 1 oignon finement émincé
- Sel et poivre noir fraîchement moulu

Préparation

Plonger les lentilles dans une grande casserole d'eau froide (2 litres). Porter à ébullition, réduire à feu doux et laisser mijoter pendant 30/40 minutes ou jusqu'à ce que les lentilles soient tendres.

Dans une poêle anti-adhésive, faire revenir l'oignon dans 3 cuillères à soupe d'huile d'olive. Quand l'oignon est doré, ajouter les épinards et faire revenir le tout à feu doux pendant quelques minutes. Transférer ce mélange aux lentilles, ajouter le concentré de tomate, saler, poivrer et poursuivre la cuisson quelques minutes de plus. Le mélange devrait donner beaucoup de jus.

Rectifier la consistance de la soupe si nécessaire en rajoutant un peu d'eau si la soupe est trop épaisse ou en laissant réduire le tout à feu doux quelques minutes de plus si elle est trop liquide.

Transférer dans une soupière et servir.

Soupe aux lentilles et aux pois chiches

M Gourmand

8 personnes

Temps de préparation : 15 minutes

Temps de cuisson : 1h15

Ingrédients

- 100 g de lentilles brunes en boite égouttées
- 500 g de viande de bœuf
- 3 l d'eau
- Jus de 1 citron
- 100 g de pois chiches (trempés dans un saladier d'eau froide pendant 1 nuit)
- 500 g de tomates pelées et coupées en morceaux
- 4 branches de céleris coupés en dés
- 2 gros oignons coupés en morceaux
- 1 cuillère à soupe de concentré de tomates
- 2 bâtons de cannelle
- 1 cuillère à soupe de gingembre en poudre
- ½ brin de safran
- 1 bouquet de persil plat ciselé
- 1 bouquet de coriandre ciselée
- Sel et poivre noir fraîchement moulu

Préparation

Dans une poêle anti-adhésive, mélanger la viande, les oignons et les pois chiches. Ajouter l'eau et porter à ébullition. Retirer l'écume et poursuivre la cuisson à feu doux et à couvert pendant 1 heure.

Ajouter ensuite les lentilles, les tomates, le cèleri, le concentré de tomate, le gingembre, la cannelle et le safran. Cuire le tout pendant 15 minutes de plus ou jusqu'à ce que les lentilles soient cuites (rajouter de l'eau en cours de cuisson si nécessaire). Retirer du feu, ajouter le jus de citron et parsemer de coriandre et de persil.

Servir.

Soupe de haricots blancs

M Léger

6 personnes

Temps de préparation : 10 minutes

Temps de cuisson : 1 heure

Ingrédients

- 500 g de haricots blancs (trempés dans un saladier d'eau froide pendant 1 nuit)
- 2 cuillères à soupe d'huile d'olive extra-vierge
- Jus de 1 citron
- 2 bouquets de persil finement émincé
- Sel et poivre blanc

Préparation

Dans une grande casserole, plonger les haricots dans 2½ l d'eau froide. Porter à ébullition, puis poursuivre la cuisson à feu doux et à couvert pendant 1 heure ou jusqu'à ce que les haricots soient cuits. Retirer les haricots et conserver le jus de de cuisson dans la casserole.

Réduire les haricots en purée (avec un mixeur ou une fourchette).

Transférer de nouveau les haricots dans la casserole, saler, poivrer et ajouter l'huile d'olive. Porter à ébullition puis laisser mijoter pendant quelques minutes (rajouter un peu d'eau si le mélange est trop épais).

Transférer dans une soupière et garnir de persil. Servir.

Soupe de légumes verts

M Glucide

6 personnes

Temps de préparation : 15 minutes

Temps de cuisson : 30 minutes

Ingrédients

- 200 g de riz Basmati Montignac
- 2 litres de bouillon de légumes
- Jus de 1 citron
- 200 g de courgettes coupés en tranches épaisses (4/5 cm)
- 2 poireaux coupés en lamelles
- 1 branche de cèleri coupée en rondelles
- 4 gousses d'ail hachées
- 2 cuillères à soupe de menthe séchée
- Sel et poivre blanc

Préparation

Plonger le riz dans une grande casserole d'eau bouillante salée. Réduire à feu doux et laisser mijoter une dizaine de minutes ou jusqu'à ce que le riz soit juste tendre. Egoutter et réserver.

Faire chauffer le bouillon dans une casserole. Quand le bouillon est chaud, ajouter les poireaux et le céleri et cuire le tout à feu doux pendant 30 minutes ou jusqu'à ce que les légumes soient tendres. Ajouter ensuite, l'ail, le jus de citron puis les courgettes.

Saler, poivrer et faire revenir le tout pendant 5 minutes. Ajouter ensuite la menthe et cuire de nouveau pendant 5 minutes avant de l'incorporer au riz.

Soupe de lentilles

M Léger

6 personnes

Temps de préparation : 15 minutes

Temps de cuisson : 30 minutes

Ingrédients

- 400 g de lentilles
- 3 cuillères à soupe d'huile d'olive extra-vierge
- 2 litres de bouillon de poulet
- Jus de 1 citron
- 1 branche de céleri coupé en dés
- 1 carotte coupée en dés
- 1 oignon émincé
- 1 cuillère à café de cumin
- Sel et poivre noir fraîchement moulu

Préparation

Dans une grande casserole, faire revenir l'oignon, le céleri et les carottes. Quand l'oignon est doré, ajouter les lentilles et le bouillon de poulet. Porter à ébullition et retirer l'écume. Réduire à feu doux et laisser mijoter une trentaine de minutes ou jusqu'à ce que les lentilles soient tendres.

Ajouter ensuite le jus de citron et le cumin. Saler, poivrer et poursuivre la cuisson quelques minutes de plus. Retirer du feu et passer les lentilles et les légumes au mixeur (ou écrasez-les avec une fourchette). Conserver le jus de cuisson dans la casserole.

Réincorporer la purée de légumes au bouillon et porter de nouveau le tout à ébullition.

Rectifier la consistance de la soupe si nécessaire en rajoutant un peu d'eau si la soupe est trop épaisse ou en laissant réduire le tout à feu doux quelques minutes de plus si elle est trop liquide.

Servir chaud avec des croutons Montignac aillés.

Soupe de pois cassés

M Léger

6 personnes

Temps de préparation : 10 minutes

Temps de cuisson : 1h30

Ingrédients

- 400 g-500 g de pois cassés jaunes (trempés dans un saladier d'eau froide pendant une nuit)
- 3 litres de bouillon de poulet
- Jus d'½ citron
- 1 branche de céleri coupé en très petits morceaux
- 2 cuillères à soupe de persil frais ciselé
- 1 cuillère à café de cumin
- Sel et poivre noir fraîchement moulu

Préparation

Dans une grande casserole, mélanger les pois cassés, le céleri et le bouillon de poulet. Porter à ébullition et retirer l'écume. Couvrir et laisser mijoter pendant 1h à 1h30 ou jusqu'à ce que les pois cassés soient très tendres.

Ajouter ensuite le cumin et le jus de citron. Saler, poivrer et poursuivre la cuisson pendant 5 minutes. Retirer du feu et passer la soupe au mixeur pour obtenir une soupe lisse et homogène. Porter de nouveau à ébullition et rectifier la consistance de la soupe si nécessaire en rajoutant un peu d'eau si la soupe est trop épaisse ou en laissant réduire le tout à feu doux quelques minutes de plus si elle est trop liquide.

Transférer dans une soupière, saupoudrer de persil et servir.

Soupe de poulet spécial Ramadan

M Gourmand

6 personnes
Temps de préparation : 15 minutes
Temps de cuisson : 30 minutes

Ingrédients

- 50 g de spaghetti Montignac à IG bas coupé en petits morceaux
- 1 gros poulet fermier
- Huile d'olive extra-vierge
- 5 carottes coupées en fines rondelles
- 2 oignons rouges finement émincés
- 5-8 résines mastic ou poudre
- 1, 5 l d'eau
- Jus de ½ citron
- 3 cuillères à soupe de persil frais ciselé
- 3 cuillères à café de sel de cèleri
- Sel et poivre noir fraîchement moulu

Préparation

Dans une cocotte, faire revenir les oignons dans 3 cuillères à soupe d'huile d'olive. Quand ils deviennent translucides, ajouter le poulet et mouiller à hauteur avec de l'eau. Ajouter le sel de céleri, du poivre et les résines mastic (bien mélanger de manière à ce que les résines ne collent pas au fond). Porter à ébullition, puis poursuivre la cuisson à feu moyen pendant 20 minutes. Ajouter ensuite les carottes et maintenir à ébullition pendant 10 minutes. Vérifier la cuisson du poulet (il devrait facilement se détacher des os et ne plus être saignant). Poursuivre la cuisson si le poulet n'est pas suffisamment cuit. Retirer le gras visible à l'aide d'une louche, puis le poulet.

Quand le poulet a refroidi, détacher la chair des os et transférer les morceaux dans la cocotte. Ajouter les pâtes et porter à ébullition jusqu'à ce que les pâtes soient al dente. Retirer du feu, arroser de jus de citron et parsemer de persil (le citron peut être servi dans un bol à part).

Soupe marocaine

M Léger (tous types de repas)

6 personnes

Temps de préparation : 15 minutes

Temps de cuisson : 1 heure

Ingrédients

- 250 g de lentilles (trempés dans un saladier d'eau froide pendant 1 nuit)
- 250 g de pois chiches (trempés dans un saladier d'eau froide pendant 1 nuit)
- 250 g de haricots blancs (trempés dans un saladier d'eau froide pendant 1 nuit)
- Jus de 1 citron
- 1 grosse boite de tomates pelées et coupées en petits morceaux
- 500 g d'oignons coupés en morceaux
- 1 petite botte de coriandre fraîche ciselée
- 1 petite botte de persil fraîche ciselé
- 1 cuillère à café de curcuma
- 1 cuillère à café de harissa
- Sel et poivre noir fraîchement moulu

Préparation

Plonger les pois chiches et les haricots dans une grande casserole d'eau froide. Porter à ébullition, réduire à feu doux et laisser mijoter pendant 30/40 minutes ou jusqu'à ce que les légumineuses soient *al dente*. Ajouter les lentilles et poursuivre la cuisson jusqu'à ce qu'elles soient justes cuites.

Ajouter ensuite les tomates, les oignons, un peu d'eau puis le curcuma et le jus de citron. Saler, poivrer et poursuivre la cuisson à feu doux pendant ½ heure.

Dans une petite casserole, mélanger 600 ml d'eau froide avec un peu d'eau de cuisson de la soupe. Porter à ébullition (à feu doux) sans cesser de remuer. Retirer du feu, ajouter la coriandre, le persil et incorporer à la soupe.

Cuire de nouveau jusqu'à ce que les légumineuses soient cuites. Rajouter un peu d'eau et rectifier l'assaisonnement si nécessaire. Mélanger au riz juste avant de servir.

Transférer dans une soupière et servir.

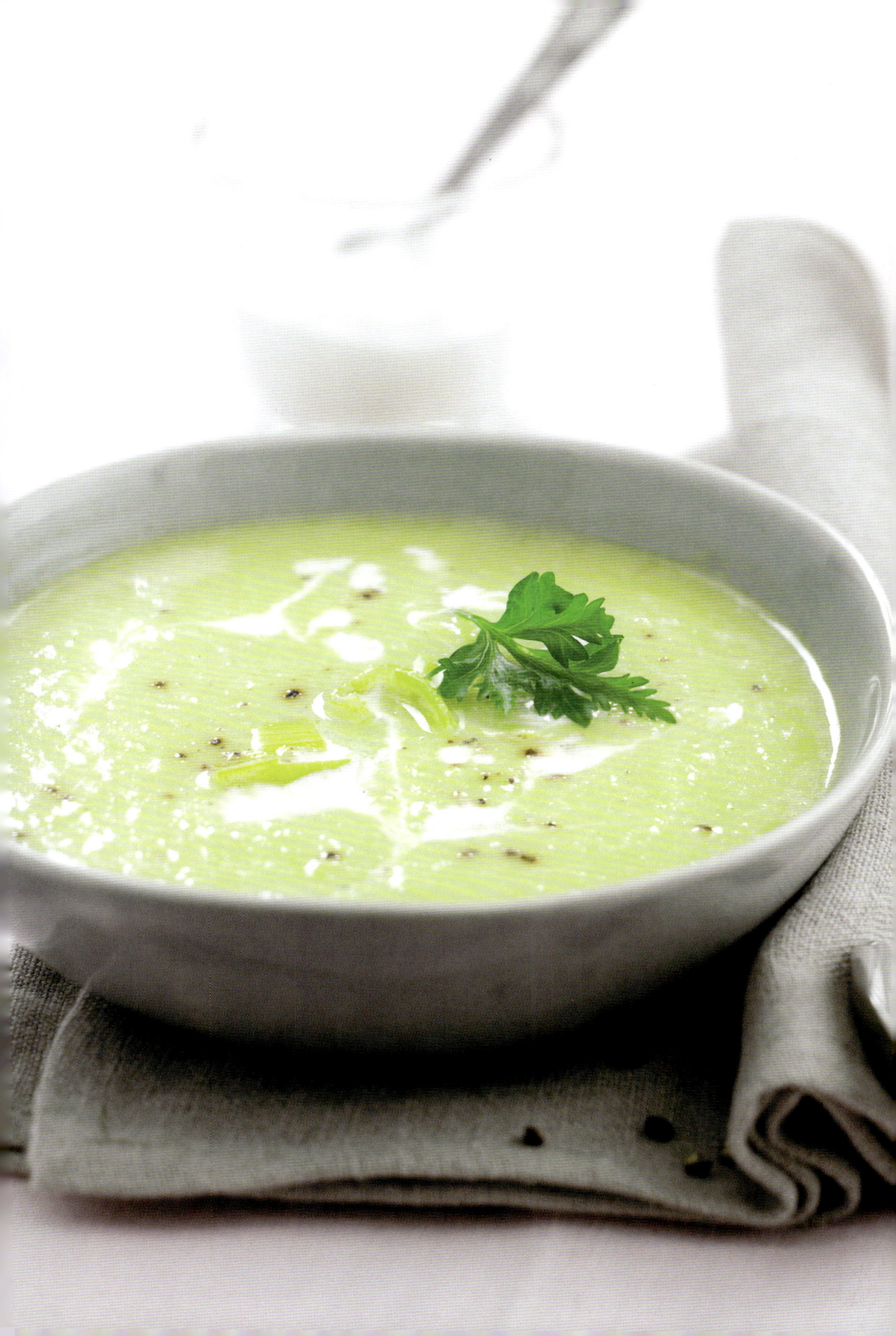

MÉTHODE
MONTIGNAC
DEPUIS 1986

RECETTES VÉGÉTARIENNES

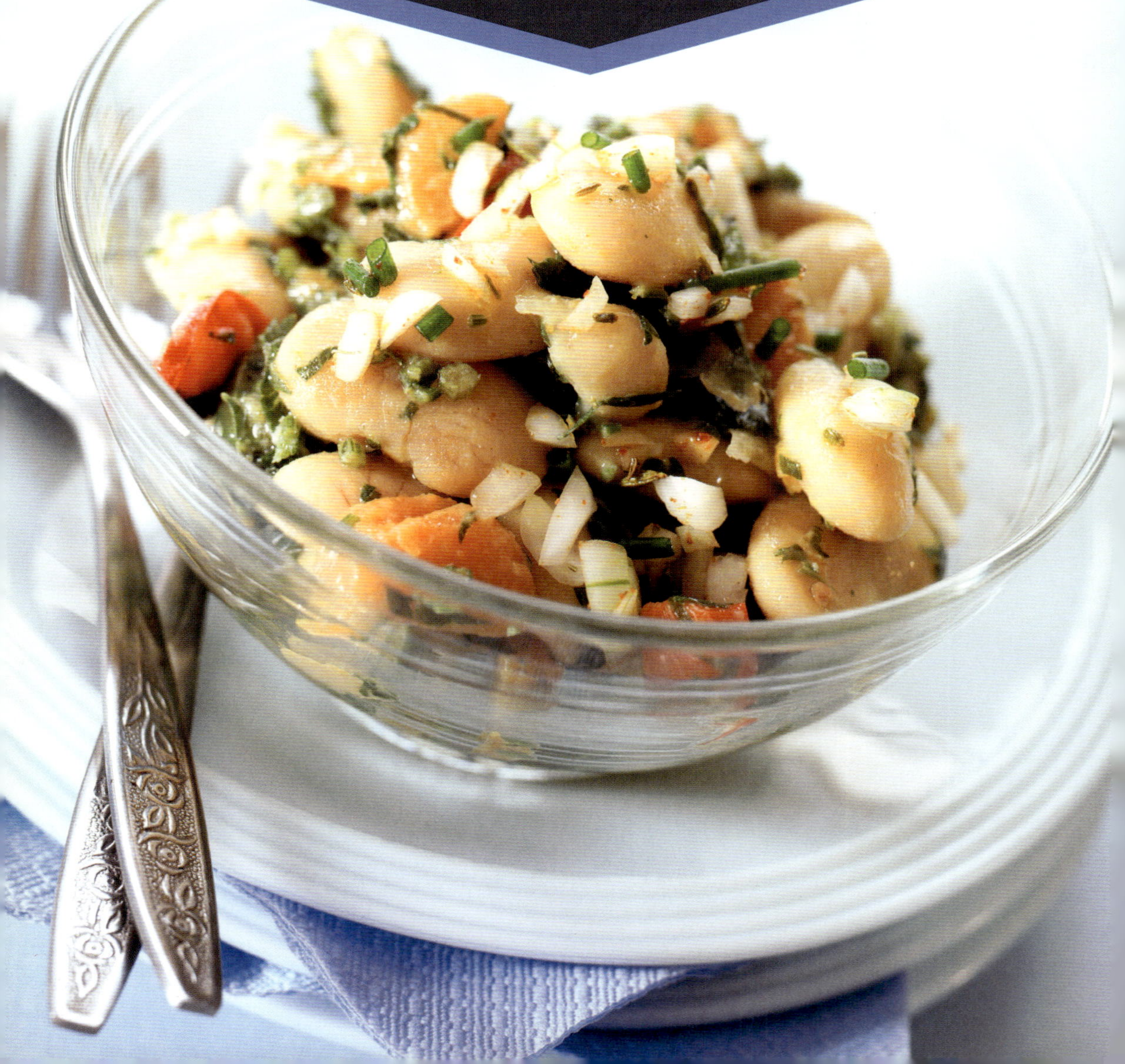

Couscous au cumin et graines de fenouil

M Glucide

4 personnes

Temps de préparation : 15 minutes

Temps de cuisson : 15 minutes

Ingrédients

- 250 g de couscous
- Huile d'olive
- 420 ml de bouillon de légumes
- 1 cuillère à soupe de graines de fenouil
- 1 cuillère à soupe de graines de cumin
- Sel et poivre noir fraîchement moulu

Préparation

Préchauffer le four à 150 °C.

Dans une grande casserole, porter à ébullition le bouillon de légumes, les graines de cumin et les graines de fenouil. Saler, poivrer, verser le bouillon sur le couscous et réserver pendant 15 minutes. Transférer le couscous dans un plat huilé allant au four, le recouvrir d'une feuille d'aluminium et enfourner pendant 15 minutes.

Servir chaud.

Couscous aux épices

M Glucide

4 personnes
Temps de préparation : 15 minutes
Temps de cuisson : 20 minutes

Ingrédients

- 250 g de couscous
- 3 cuillères à soupe d'huile d'olive extra-vierge
- 425 ml de bouillon de légumes
- 1 échalote finement émincée
- 1 gousse d'ail hachée
- 1 feuille de laurier
- ½ chilli séchée
- 1 cuillère à café de grains de cumin
- 1 cuillère à soupe de grains de coriandre
- 1 cuillère à soupe de gaines de fenouil
- 1 cuillère à soupe de vinaigre de vin rouge
- 10 cuillères à café de fructose de pomme Montignac
- Sel

Préparation

Dans une poêle anti-adhésive, faire revenir l'échalote dans 1 cuillère à soupe d'huile d'olive. Quand elle est translucide, ajouter les épices et faire revenir le tout 1-2 minutes de plus.

Porter à ébullition le bouillon de légumes.

Ecraser le cumin, la coriandre, le fenouil, le chili et le sel dans un mortier (ou moulin à herbes).

Ajouter ensuite le vinaigre et le fructose et laisser réduire jusqu'à obtenir un sirop. Ajouter le couscous, mélanger, puis verser le bouillon de légumes. Cuire à feu doux pendant une quinzaine de minutes en remuant de temps en temps.

Arroser de 2 cuillères à soupe d'huile d'olive, mélanger et servir.

Ful medammis

Les haricots bruns peuvent être achetés dans les magasins diététiques ou épiceries grecques.

M Léger

6 personnes

Temps de préparation : 10 minutes

Temps de cuisson : 2 heures

Ingrédients

- 1 kg de haricots bruns (trempés dans un saladier d'eau froide pendant 1 nuit)
- Huile d'olive extra-vierge
- 4 quartiers de citron
- 3 gousses d'ail hachées
- 1 petite botte de persil frais ciselé
- Sel et poivre noir fraichement moulu

Préparation

Plonger les haricots dans une grande casserole d'eau froide. Porter à ébullition et laisser mijoter 2 heures ou jusqu'à ce que les haricots soient tendres.

Egoutter et transférer les haricots dans un saladier. Ajouter l'ail, mélanger et saupoudrer de persil.

Servir accompagné de quartiers de citron.

Haricots aux tomates et aux oignons

M Léger

6 personnes
Temps de préparation : 15 minutes
Temps de réfrigération : 1 à 2 heures

Ingrédients

- 400 g de haricots secs (trempés dans un saladier d'eau froide pendant 1 nuit)
- 2 cuillères à soupe d'huile d'olive extra-vierge
- 2 tomates pelées et coupées en morceaux
- 3 cuillères à soupe de concentré de tomates
- 2 oignons émincés
- 2 gousses d'ail hachées
- 2 cuillères à soupe de persil frais ciselé
- 1 feuille de laurier
- 1 cuillère à café de paprika
- Sel

Préparation

Plonger les haricots dans une grande casserole d'eau froide. Porter à ébullition et laisser mijoter 2 heures ou jusqu'à ce que les haricots soient al dente.

Dans une poêle anti-adhésive, faire revenir l'ail et les oignons dans 2 cuillères à soupe d'huile d'olive. Quand ils sont dorés, ajouter les tomates et poursuivre la cuisson jusqu'à ce que les tomates soient presque réduites en pulpe.

Ajouter ensuite le concentré de tomate, 1 pincée de sel, le paprika, la feuille de laurier, le persil et les haricots avec 150 ml de leur jus de cuisson.

Mélanger le tout et cuire de nouveau à feu doux pendant 20 minutes ou jusqu'à ce que les haricots soient cuits. Servir chaud ou froid.

Lentilles épicées aux tomates

M Léger

6 personnes

Temps de préparation : 10 minutes

Temps de cuisson : 40 minutes

Ingrédients

- 500 g de lentilles vertes (trempées dans un saladier d'eau froide pendant 1 nuit)
- 3 cuillères à soupe d'huile d'olive extra-vierge
- 5 tomates pelées et coupées en morceaux
- 1 oignon émincé
- 1 poivron vert coupé en morceaux
- 2 piments émincés
- 1 botte de coriandre fraîche finement ciselée
- Sel et poivre noir fraîchement moulu

Préparation

Plonger les lentilles dans une grande casserole d'eau froide. Porter à ébullition et laisser mijoter pendant 20/30 minutes ou jusqu'à ce qu'elles soient tendres. Egoutter et réserver.

Dans une poêle anti-adhésive, faire revenir l'oignon dans 2 cuillères à soupe d'huile d'olive. Quand il est doré, ajouter le poivron et les piments et faire revenir le tout jusqu'à ce que le poivron et les piments soient tendres.

Ajouter ensuite les lentilles, les tomates, du sel, du poivre et poursuivre la cuisson pendant 15 minutes. Saupoudrer de coriandre en fin de cuisson. Servir chaud ou froid.

Megadarra

M Glucide

6 personnes

Temps de préparation : 20 minutes

Temps de cuisson : 45 minutes

Ingrédients

- 250 g de riz Basmati Montignac
- 4 cuillères à soupe d'huile d'olive extra-vierge
- 250 g de lentilles brunes
- 3 oignons coupés en rondelles
- Sel et poivre noir fraîchement moulu

Préparation

Plonger les lentilles dans une grande casserole d'eau froide. Porter à ébullition et laisser mijoter pendant 20/30 minutes ou jusqu'à ce qu'elles soient cuites. Egoutter et réserver. Dans une poêle anti-adhésive, faire revenir les oignons dans 4 cuillères à soupe d'huile d'olive. Quand il est doré, ajouter les lentilles et le riz et mouiller à hauteur avec de l'eau. Saler, poivrer puis laisser mijoter à feu doux et à couvert pendant 15 minutes ou jusqu'à ce que le riz soit cuit.

Transférer dans un plat de service et servir.

Purée de lentilles

M Léger

6 personnes

Temps de préparation : 10 minutes

Temps de cuisson : 15 minutes

Ingrédients

- 500 g de lentilles rouges
- 3 cuillères à soupe d'huile d'olive extra-vierge
- 1 oignon émincé
- 3 gousses d'ail hachées
- 1½ cuillère à café de cumin
- 1½ cuillère à café de coriandre en poudre
- Sel et poivre noir fraîchement moulu

Préparation

Dans une poêle anti-adhésive, faire revenir l'oignon et l'ail dans 3 cuillères à soupe d'huile d'olive chaude.

Quand ils sont dorés, ajouter les lentilles, le cumin et la coriandre. Mouiller à hauteur avec de l'eau, couvrir et cuire à feu doux jusqu'à ce que les lentilles soient cuites. Saler et poivrer en fin de cuisson.

Servir accompagné de viande, de poisson ou simplement d'une salade.

Spaghetti et lentilles aux oignons caramélisés

M Léger

6 personnes

Temps de préparation : 15 minutes

Temps de cuisson : 15 minutes

Ingrédients

- 100 g de lentilles vertes
- 6 cuillères à soupe d'huile d'olive extra-vierge
- 100 g de spaghettis Montignac à IG bas
- 2 oignons émincés
- 1 botte de persil frais
- Sel et poivre noir fraîchement moulu

Préparation

Dans une poêle anti-adhésive, faire revenir l'oignon dans 2 cuillères à soupe d'huile d'olive jusqu'à ce qu'il soit caramélisé.

Plonger les lentilles dans une grande casserole d'eau froide, porter à ébullition et laisser mijoter pendant 20/30 minutes ou jusqu'à ce qu'elles soient tendres.

Dans une autre casserole, plonger les spaghettis dans un grand volume d'eau bouillante salée. Cuire al dente, égoutter et transférer dans un saladier. Arroser de 4 cuillères à soupe d'huile d'olive et incorporer les lentilles et les oignons. Saler, poivrer, saupoudrer de persil et servir.

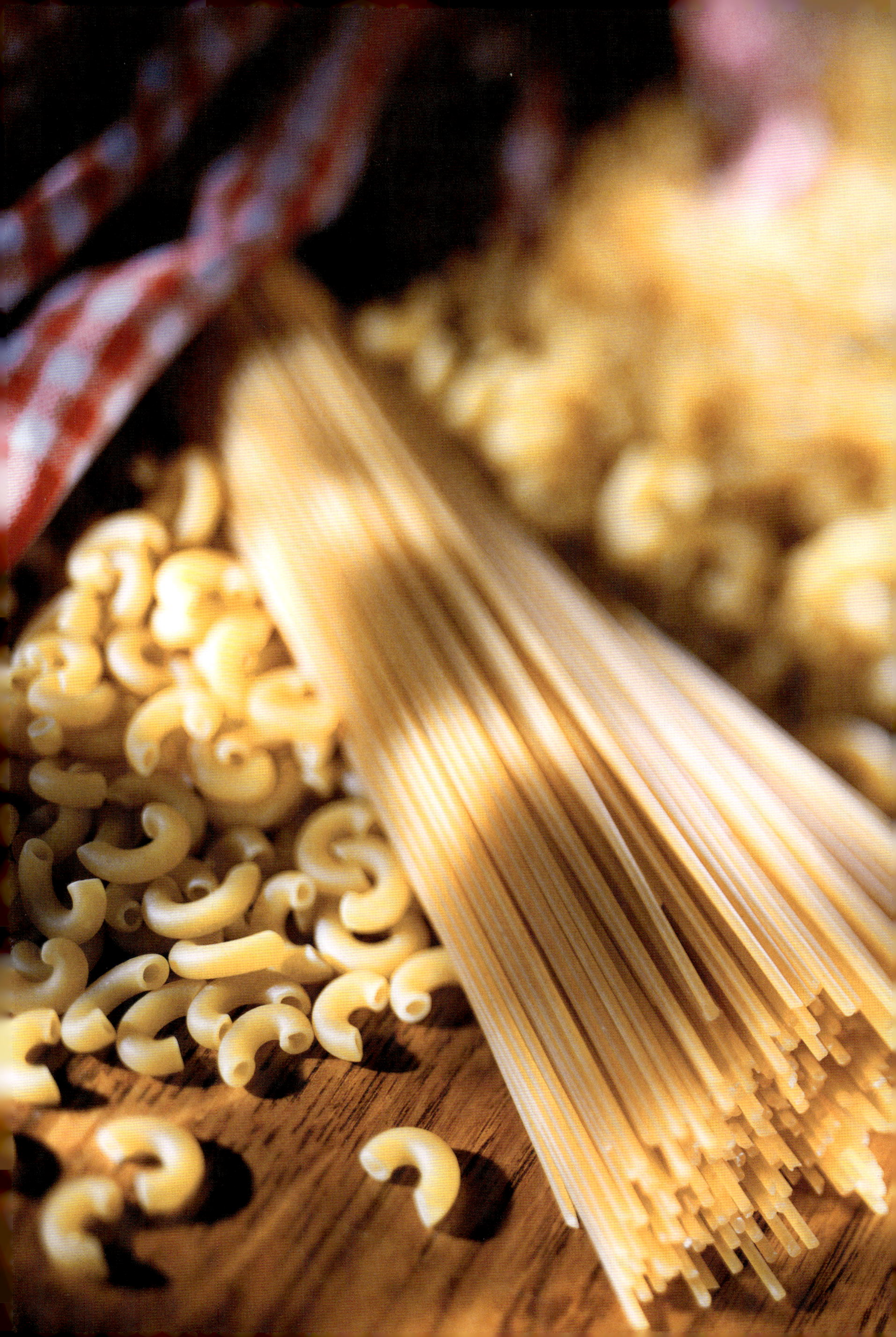

MÉTHODE MONTIGNAC DEPUIS 1986

DESSERT

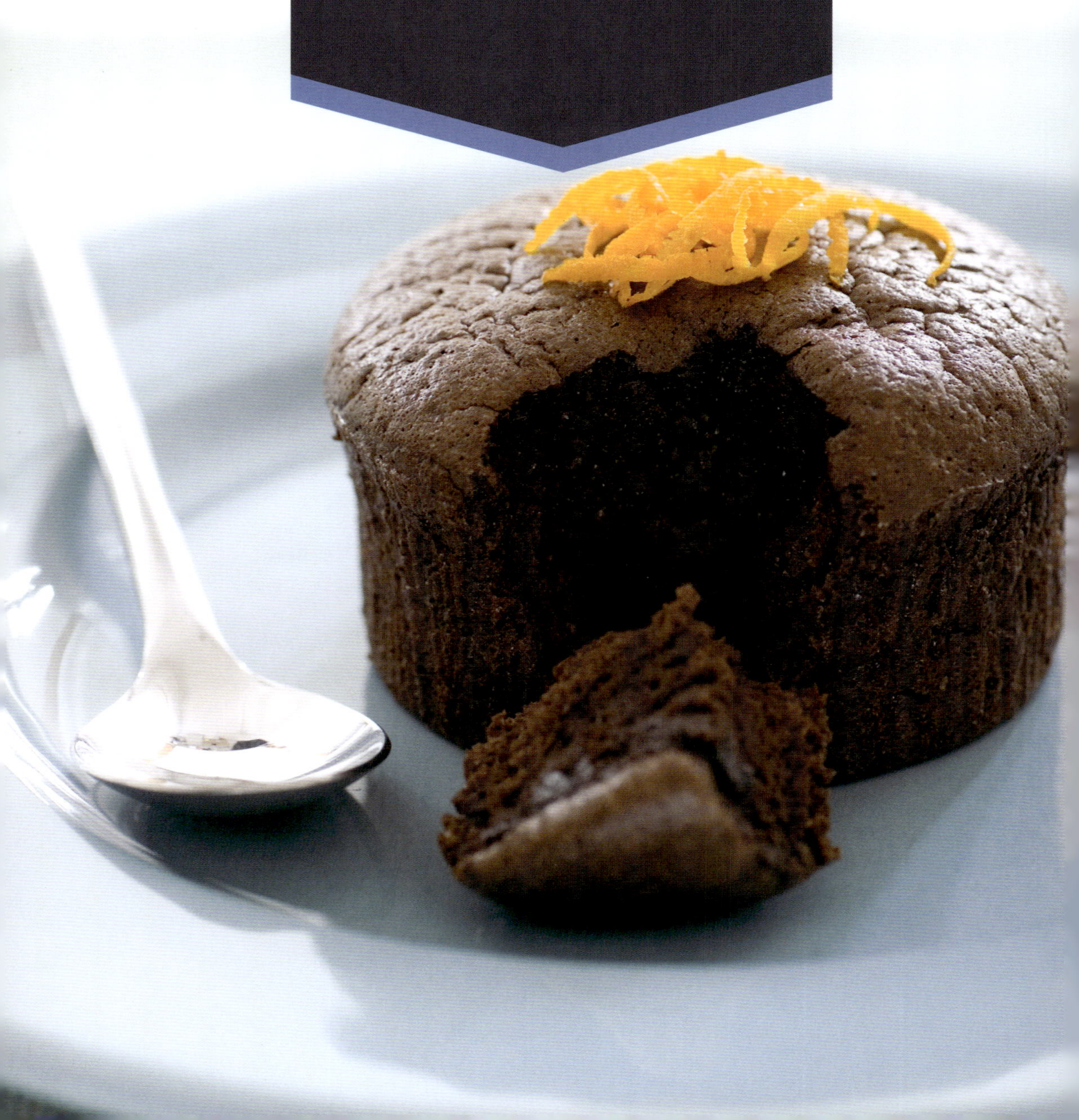

Café glacé

M Gourmand

4-6 personnes

Temps de préparation : 15 minutes

Ingrédients

- 1 cuillère à soupe de fructose de fruits Montignac
- 600 ml de lait demi écrémé
- Glace à la vanille
- Copeaux de chocolat noir
- 500 ml d'eau
- 3 cuillères à soupe de café en poudre
- Glaçons

Préparation

Dans un petit bol, dissoudre le café dans 120 ml d'eau bouillante. Ajouter le fructose et bien mélanger. Réserver au réfrigérateur pendant 2 heures.

Dans un récipient avec bec verseur, mélanger le lait et l'eau. Ajouter le café froid et mélanger. Verser dans des verres hauts (remplir au ¾). Ajouter quelques glaçons puis 1 boule de glace à la vanille.

Décorer avec les copeaux de chocolat noir et servir.

Coings au four

M Gourmand

M Léger (tous types de repas) si on utilise de la crème épaisse allégée.

6 personnes

Temps de préparation : ?? minutes

Temps de cuisson : 1 à 2 heures

Ingrédients

- 3 gros coings (ou 6 petits)
- 2 cuillères à soupe d'huile d'olive extra-vierge
- 250 g de crème épaisse ou mascarpone
- 6 cuillères à soupe de fructose

Préparation

Laver et râper les coings.

Enfourner les coings entiers dans un four préchauffé à 190 °C. Cuire pendant 1 à 2 heures (cela dépendra de leur grosseur) ou jusqu'à ce qu'ils soient cuits mais demeurent fermes.

Retirer du four et réserver quelques minutes pour qu'ils refroidissent. Couper les coings en deux et retirer les extrémités noires puis le cœur avec une cuillère parisienne. Disposer les demi-coings sur une feuille de papier aluminium et les arroser d'huile d'olive et de fructose.

Enfourner de nouveau les coings pendant 30 à 60 mn ou jusqu'à ce qu'ils soient très tendres et dorés.

Servir chaud accompagné de crème ou de mascarpone (M Gourmand).

Compote d'abricots

M Léger

6 personnes

Temps de préparation : 10 minutes

Temps de cuisson : 10 minutes

Ingrédients

- 150 g de fructose Montignac
- 250 g de yaourt au lait entier
- 4 cuillères à soupe d'amandes blanchies
- 600 ml d'eau
- 1 kg d'abricots dénoyautés
- 40 g de pignons de pin

Préparation

Déposer les abricots dans une casserole, saupoudrer de fructose et mouiller à hauteur avec l'eau. Porter à ébullition puis laisser mijoter pendant quelques minutes jusqu'à ce que les abricots soient tendres.

Retirer les abricots de la casserole et réserver.

Poursuivre la cuisson du liquide jusqu'à ce qu'il se transforme en sirop. Réintroduire les abricots puis ajouter les amandes et les pignons de pin. Cuire de nouveau pendant 2 minutes puis retirer du feu.

Servir froid avec le yaourt.

Compote de fruits frais

M Léger

6 personnes
Temps de préparation : 15 minutes
Temps de cuisson : 15 minutes

Ingrédients

- Fructose de fruits Montignac
- 2 pommes
- 2 poires
- 2 pêches
- 4 prunes
- 4 abricots
- 1 poignée de fraises
- 500 ml d'eau
- Jus de citron

Préparation

Eplucher et couper tous les fruits en morceaux. Disposer les fruits et l'eau dans une grande casserole. Porter à ébullition puis laisser mijoter le tout pendant une quinzaine de minutes ou jusqu'à ce que tous les fruits soient tendres mais demeurent fermes.

Transférer dans un saladier et réserver au réfrigérateur

Servir froid accompagné de yaourt nature.

Fruits au four

M Léger

Temps de préparation : 10 minutes
Temps de cuisson : 4 minutes

Ingrédients

- Fructose Montignac
- Prunes
- Abricots
- Nectarines
- Pêches
- Poires
- Cerises
- Figues
- Fraises
- Nectarines
- Brandy (optionnel)

Préparation

Le type de fruit et leur quantité est à décider suivant vos gouts et la quantité de fruits souhaitée.

Préchauffer le four en position grill (température maximum).

Laver, dénoyauter et couper les gros fruits en deux. Disposer les fruits dans un plat creux allant au four. Saupoudrer de fructose.

Enfourner pendant 5 minutes environ ou jusqu'à ce que les fruits mollissent sans pour autant perdre leur forme.

Servir accompagné de glace, de crème fouettée à la vanille, ou de mascarpone (M Gourmand).

Gâteau à l'orange et aux amandes

M Gourmand

6 personnes
Temps de préparation : 15 minutes
Temps de cuisson : 3 heures

Ingrédients

- 150 g de fructose Montignac
- 6 œufs
- 250 g amandes moulues
- Huile d'olive
- 2 oranges entières avec leur peau
- 1 cuillère à café de poudre à lever
- 1l d'eau
- Un peu de farine

Préparation

Préchauffer le four à 190°C.

Dans une grande casserole, disposer les oranges entières et ajouter un peu d'eau. Porter à ébullition pendant 2 heures.

Laisser refroidir puis couper les oranges en deux et retirer les pépins. Passer ensuite les oranges avec leur peau au mixeur électrique.

Battre les œufs dans un large saladier. Incorporer les oranges, le fructose, les amandes et la poudre à lever. Mélanger délicatement et transférer le tout dans un moule à gâteau huilé et fariné. Enfourner pendant 1 heure environ, voire un peu plus si le mélange est très liquide.

Laisser refroidir avant de servir.

Gâteau au chocolat

M Gourmand

6 personnes

Temps de préparation : 15 minutes

Temps de cuisson : 45 minutes

Ingrédients

- 6 cuillères à soupe de fructose Montignac
- 6 œufs (séparer les jaunes des blancs)
- 2 cuillères à soupe de lait
- Huile d'olive
- 250 g chocolat Montignac à 70%
- 120 g d'amandes moulues
- Un peu de farine

Préparation

Préchauffer le four à 180 °C.

Faire fondre au bain-marie le chocolat et le lait. Retirer du feu, puis ajouter au mélange les amandes, le fructose et les jaunes d'œufs. Bien mélanger et réserver.

Monter les blancs d'œufs en neige ferme. Incorporer le mélange chocolat au blanc d'œufs et mélanger très délicatement.

Transférer le tout dans un moule à gâteau huilé et fariné. Enfourner et cuire pendant 45 mn ou jusqu'à ce que le gâteau soit cuit. Servir.

Pommes à la fleur d'oranger

M Léger

6 personnes

Temps de préparation : 10 minutes

Ingrédients

- Fructose Montignac
- 6 pommes
- 2 cuillères à soupe de fleur d'oranger
- Jus de 1 citron
- Glace pilée (glaçons)

Préparation

Eplucher et râper les pommes. Les transférer dans un saladier puis arroser de jus de citron. Ajouter ensuite le fructose et la fleur d'oranger. Mélanger puis réserver au réfrigérateur pendant 3-4 heures.

Ajouter la glace pilée juste avant de servir.

Salade melon et pêches

M Léger

4 personnes

Temps de préparation : 20 minutes

Ingrédients

- 2- 3 cuillères à soupe de fructose Montignac
- 1 gros melon
- 2 pêches bien mures (ou poires) épluchées et coupées en morceaux
- 2 cuillères à soupe de jus de citron
- 1 cuillère à soupe de fleur d'oranger

Préparation

Couper une calotte à la base du melon et la mettre de côté. Retirer les graines puis la chair du melon.

Tailler dans la chair des billes de melon à l'aide d'une cuillère parisienne.

Dans un saladier, disposer les billes de melon et les pêches. Saupoudrer de fructose et arroser de jus de citron et de fleur d'oranger. Mélanger délicatement.

Transférer les fruits et leur jus dans la coque du melon. Couvrir avec le chapeau et réserver au réfrigérateur pendant 2 heures.

Yaourt à la menthe

M Gourmand

4 personnes

Temps de préparation : 5 minutes

Ingrédients

- 500 ml de yaourt grec
- 300 ml d'eau plate ou gazeuse
- 2 cuillères à soupe de menthe séchée
- 1 cuillère à café de sel

Préparation

Mélanger le yaourt, le sel, la menthe et l'eau dans un shaker. Secouer vigoureusement pendant 1 minute puis servir dans des verres hauts.

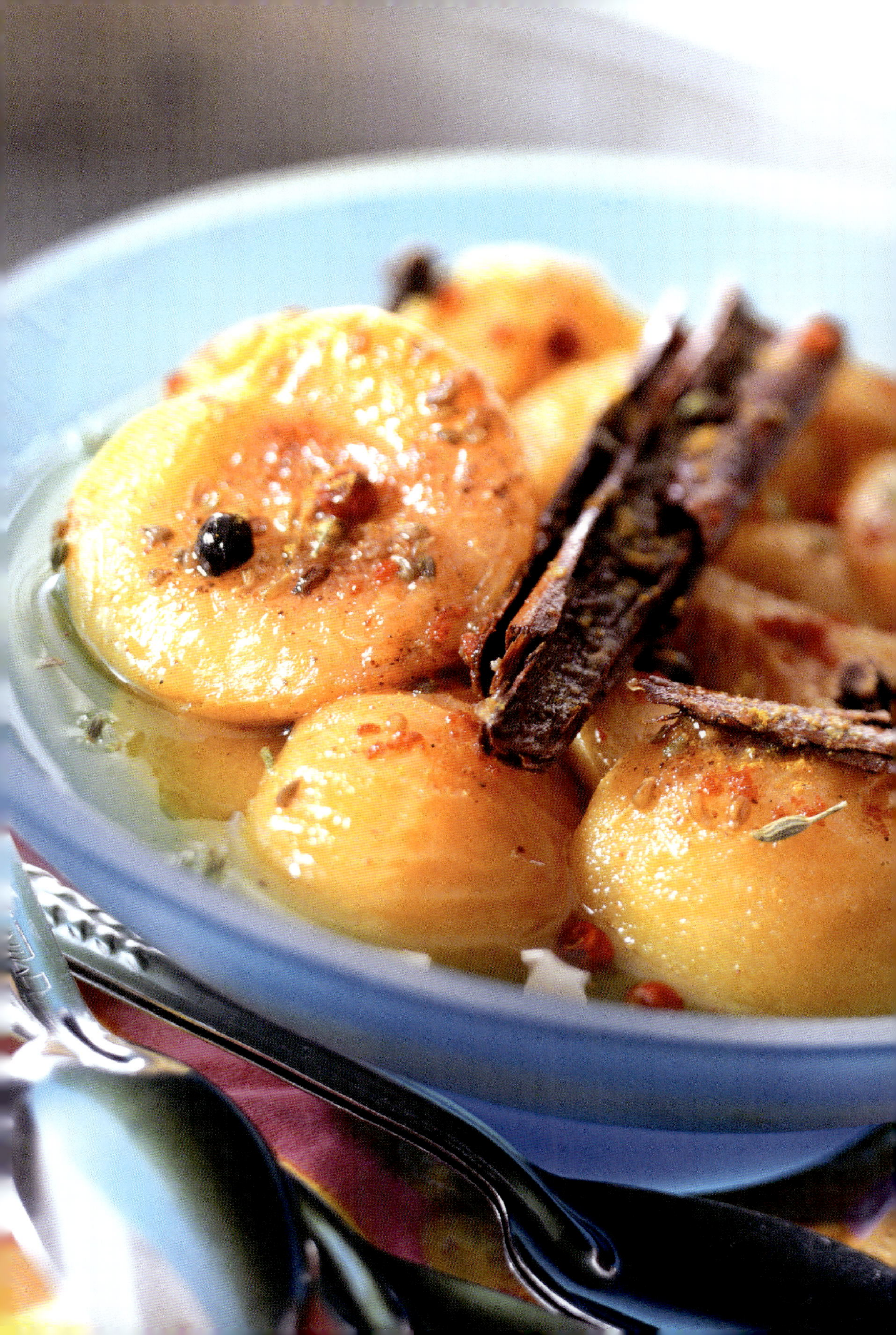

PAIN ET DIVERS

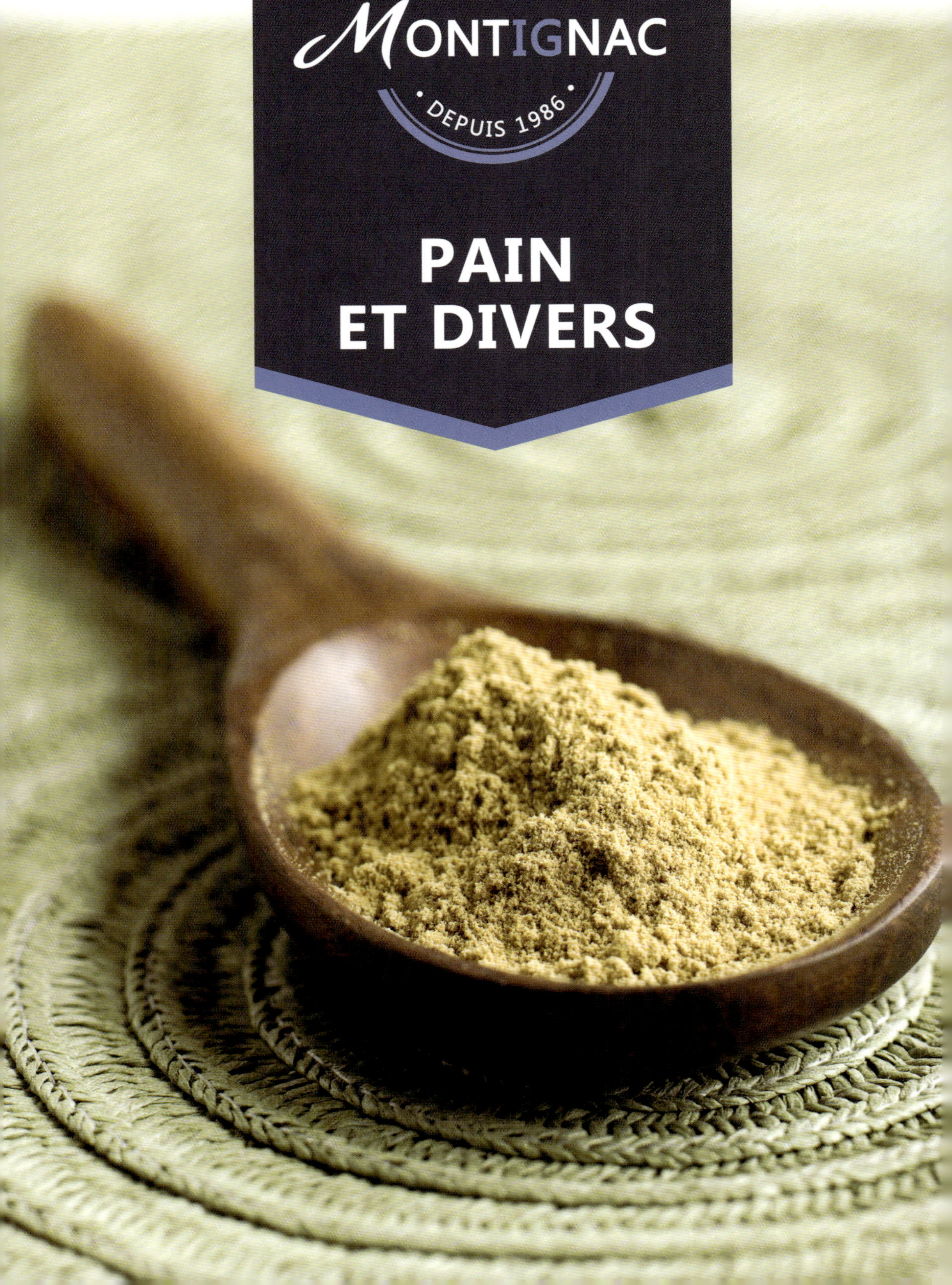

Citrons confits

M Léger

Temps de préparation : 15 minutes

Ingrédients

- **10 petits citrons bio**
- **2 bâtons de cannelle**
- **2 feuilles de laurier**
- **7 grains de poivre noir**
- **200 g de gros sel**

Préparation

Laver soigneusement les citrons et préchauffer le four à 100 °C.

Stérilisation de votre bocal à conserve 1l (recommandé pour les aliments acides): retirer le joint en caoutchouc. Placer le bocal et le joint dans le four pendant 20 minutes. Placer le joint dans un saladier et le couvrir d'eau bouillante. Retirer le bocal du four et laisser refroidir totalement avant utilisation.

Préparer le jus de 5 citrons. A l'aide d'un couteau, et en partant du haut, tailler des croix profondes sur les ¾ des 5 citrons restants. Remplir les entailles de gros sel. Presser les citrons entre eux et les déposer au fond du bocal. Ajouter le reste de gros sel, les feuilles de laurier, le poivre et la cannelle. Verser le jus des 5 citrons puis remplir entièrement le bocal avec de l'eau.

Refermer et conserver dans un endroit frais et à l'abri de la lumière. Remuer tous les 4-5 jours pour bien repartir le sel.

Conserver pendant 1 mois avant consommation.

Croutons Montignac

M Léger (PG/PL léger)

Donne environ 3 tasses de croutons

Temps de préparation : 10 minutes

Temps de cuisson : 15 minutes

Ingrédients

- 250 g de pain intégral Montignac
- 5 cuillères à soupe d'huile d'olive extra-vierge
- 1 gousse d'ail hachée
- 1 cuillère à café d'herbes aromatiques séchées finement émincées (origan, basilic, thym, etc.)

Préparation

Préchauffer le four à 190 °C.

Découper le pain en cubes.

Déposer les morceaux de pain sur une plaque à pâtisserie légèrement huilée. Huiler le dessus des croutons avec un pinceau. Saler, enfourner, et cuire pendant 5 minutes. Retirer du four, mélanger les croutons puis saupoudrer le dessus d'herbes fraiches (si vous utilisez des herbes séchées, saupoudrez-les en même temps que le sel). Enfourner de nouveau et cuire jusqu'à ce qu'ils soient dorés.

Retirer du four et laisser refroidir avant de servir ou de les transférer dans un récipient hermétique si vous les utilisez plus tard.

Crouton à l'ail : râper très finement 1 gousse d'ail et l'incorporer à l'huile d'olive. Réserver pendant 4 à 5 heures puis huiler le dessus des croutons de ce mélange (plus simple avec un pinceau). Enfourner et cuire pendant 10 à 15 minutes jusqu'à ce que les croutons soient dorés.

Harissa

M Léger

Temps de préparation : 10 minutes

La harrissa est une purée de piments largement répandue dans la cuisine du Maghreb. Elle se marie aussi bien avec le couscous qu'avec la soupe ou les pâtes.

> ***Pour une harissa très épicée**, utiliser du poivre de Cayenne, du piment de arbol et des piments plus doux comme le piment ancho.*

> ***Pour une harissa plus neutre**, utiliser un mix de piments de guajillo et de piments du Nouveau-Mexique.*

Ingrédients

- 2 cuillères à soupe d'huile d'olive extra-vierge
- 10-12 piments séchés
- 3 gousses d'ail hachées
- 1 cuillère à café de coriandre en poudre
- 1 cuillère à café de grains de cumin moulus
- ½ cuillère à café cumin

Préparation

Tremper les piments pendant 30 minutes dans un saladier d'eau chaude. Eponger puis retirer les grains et pédoncules.

Passer au mixeur les piments, l'ail, le sel et l'huile d'olive. Ajouter la coriandre et le cumin et mixer de nouveau jusqu'à obtenir un mélange lisse et homogène.

Transférer dans un récipient hermétique puis ajouter une fine couche d'huile d'olive au-dessus avant de refermer.

Conserver au réfrigérateur pendant 1 mois au maximum.

Manakish (pain plat)

M Glucide

Pour 6 petits manakish

Temps de préparation : 10 minutes

Temps de cuisson : 15 minutes

Le manakish, ou manaïch est un plat libanais. Il est souvent servi au petit-déjeuner mais peut facilement trouver sa place aux autres repas.

A l'instar de la pizza, on peut le garnir d'un mélange d'herbes (zaatar), de cubes de concombre, de fromage, d'olives ou de viande (Phase II).

Ingrédients

- 1 sachet de préparation pizza Montignac
- Zaatar
- 6 cuillères à soupe d'huile d'olive extra-vierge
- 4 cuillères à soupe de sumac moulu
- 3 cuillères à soupe de thym séché
- 3 cuillères à soupe d'origan séché
- 2 cuillères à soupe de graines de sésame
- 1 cuillère à café de gros sel

Préparation

Préparer la pâte à pizza en respectant les conseils de préparation donnés sur l'emballage.

Pétrir la pâte pendant 1 minute puis former 6 boules. Transférer dans un plat légèrement huilé, couvrir avec un tissu ou du film alimentaire et laisser reposer pendant 15 minutes.

Pendant ce temps mixer tous les ingrédients du zaatar dans petit bol.

Fariner la table ou le plan de travail. A l'aide d'un rouleau à pâtisserie, étaler la pâte et former des disques de 15 cm de diamètre et 2 cm d'épaisseur.

Faire des petits trous avec le bout de vos doigts et les remplir de zaatar jusqu'à 0,5 cm du bord. Enfourner à 190 °C et cuire jusqu'à ce que le pain soit légèrement doré.

Marinade marocaine pour poisson

M Léger

Donne une marinade pour un poisson de 2 kg environ.

Temps de préparation : 10 minutes

Chermoula est une marinade très populaire au Maroc. Elle accompagne la plupart du temps les plats à base de poisson mais peut aussi s'utiliser avec le poulet. Il existe de nombreuses variations recettes de chermoula mais le résultat en terme de gout est assez similaire.

Ingrédients

- 3 cuillères à soupe d'huile d'olive extra-vierge
- Jus de 1 citron
- 4 gousses d'ail finement émincées
- 1 botte de coriandre fraîche finement émincée (utiliser seulement les feuilles)
- 2 cuillères à soupe de paprika
- 1 cuillère à soupe de cumin
- 1 cuillère à café de gingembre en poudre
- ¼ cuillères à café de brins de safran émietté
- Sel et poivre noir fraîchement moulu

Préparation

Mélanger tous les ingrédients entre eux et utiliser à votre convenance.

Pour une marinade, il est préférable de rajouter un peu d'huile d'olive ou un peu d'eau afin d'obtenir un mélange plus liquide et plus facile à travailler.

Pour une farce, le mélange devra au contraire rester épais.

Mélange d'épices libanaises

M Léger (PG/PL léger)

Pour 2 cuillères à soupe

Temps de préparation : 2 minutes

Ingrédients

- 1 cuillère à soupe de clou de girofle
- 1 cuillère à soupe de poivre de Jamaïque
- 1 cuillère à soupe de fenugrec
- 1 cuillère à soupe de muscade râpée
- 1 cuillère à soupe de gingembre en poudre
- 1 cuillère à soupe de cannelle en poudre
- 1 cuillère à soupe de poivre noir fraichement moulu

Préparation

Mixer tous les ingrédients entre eux.

Conservation au frais et à l'abri de la lumière pendant 3 mois au maximum.

Mélange d'épices perse (advieh)

M Léger (PG/PL léger)

Pour 1 ½ cuillères à soupe

Temps de préparation : 2 minutes

Ingrédients

- 1 cuillère à café de cannelle en poudre
- 1 cuillère à café de coriandre
- 1 cuillère à café de muscade moulue
- 1 cuillère à café de cardamone moulue
- 1 cuillère à café de pétales de rose hachées
- ½ cuillère à café de cumin moulu

Préparation

Mélanger dans un bol toutes les épices. Saupoudrer le mélange sur du riz, des légumes, de la soupe, etc.

Conserver dans un récipient hermétique.

Pain au kamut

M Glucide

Temps de préparation : 20 minutes

Temps de cuisson : 12 minutes

Ingrédients

- 1 kg de farine intégrale de kamut
- 5 cuillères à soupe d'huile d'olive extra-vierge
- 1 litre d'eau tiède (38 °C)
- 1 cube de levure fraiche de boulanger
- 3 cuillères à café de sel
- 3 cuillères à soupe de fructose de fruits Montignac (ou miel)
- Son de blé

Préparation

Préchauffer le four à 200 °C.

Dissoudre la levure dans l'eau puis ajouter l'huile d'olive, le fructose et la farine. Mélanger la pâte à l'aide d'une cuillère en bois en prenant garde à ce qu'elle ne se solidifie pas trop. La pâte doit rester très souple et coller à la cuillère.

Transférer la pâte dans un saladier et couvrir d'un tissu ou de film alimentaire. Laisser lever la pâte 1,5 fois son volume, au chaud et à l'abri des courants d'air. Cela peut prendre jusqu'à 3 heures.

Fariner la table ou le plan de travail. Pétrir la pâte pendant une dizaine de minutes puis former 16 boules. Saupoudrer la table de son de blé et former des disques de 1 cm d'épaisseur. Enfourner pendant 12 minutes ou jusqu'à ce que la base du pain soit dorée.

Pour des pains plus fins, ou divisés en deux parties comme pour les pitas, découper la pâte en 32 morceaux. Fariner la table puis étaler chacun des morceaux à l'aide d'un rouleau à pâtisserie (0,5 cm épaisseur). Saupoudrer chacun des pains de son de blé et enfourner à 250 °C. Cuire pendant 4-5 minutes, les retourner et cuire 2 minutes de plus.

Compte tenu de la variété des farines de kamut et de levure, la quantité de chacun des ingrédients pourra être rectifiée si besoin. La levure supporte mal la chaleur et le froid excessif.

Sauce tomate

M Léger

6 personnes
Temps de préparation : 20 minutes
Temps de cuisson : 1 heure

Ingrédients

- 1 kg de tomates coupées en quartiers
- 3 cuillères à soupe d'huile d'olive extra-vierge
- 2 gousses d'ail pelées
- 1 oignon finement émincé
- 2 cuillères à soupe de persil frais finement ciselé
- 2 cuillères à café d'origan séché
- Sel et poivre noir fraîchement moulu

Préparation

Plonger les tomates dans l'eau bouillante pendant 30 secondes. Les transférer dans un saladier d'eau froide avec des glaçons puis les éplucher quand elles ont refroidies.

Dans une poêle anti adhésive, faire revenir l'oignon dans 3 cuillères à soupe d'huile d'olive. Quand l'oignon est translucide, ajouter les gousses d'ail et faire revenir le tout quelques minutes. Saler, poivrer, puis ajouter les quartiers de tomate (les écraser un peu avec une cuillère en bois).

Saupoudrer de persil et d'origan et faire revenir le tout. Quand les tomates sont tendres, couvrir puis laisser mijoter 1 heure à 1h15.

Retirer ensuite l'ail et verser la sauce dans une bouteille en verre. Bien refermer et conserver dans un lieu sec et frais.

Pour conserver la sauce pendant plusieurs mois, verser une fine couche d'huile en surface avant de refermer.

Sauce vinaigrette

M Léger

6 personnes

Temps de préparation : 5 minutes

Les sauces salades du Moyen Orient sont un mélange d'huile d'olive, de jus de citron, de vinaigre (de préférence rouge) et d'ail. La proportion de citron et d'huile est très variable. On utilise souvent une proportion plus importante de citron pour une sauce destinée à agrémenter un plat de légumineuses.

Ingrédients

- 3 cuillères à soupe d'huile d'olive extra-vierge
- 2 gousses d'ail hachées
- 1 cuillère à soupe de jus de citron
- 3 cuillères à soupe de vinaigre
- Sel et poivre noir fraîchement moulu

Préparation

Mélanger tous les ingrédients entre eux. Vous pouvez ajouter des herbes fraiches ou séchées tels que persil, menthe, coriandre, etc.

N'hésitez pas à augmenter ou à réduire la quantité d'huile d'olive ou de citron.

Pour une note plus épicée, ajouter du poivre de Cayenne, du paprika, de la cannelle et de la harissa.

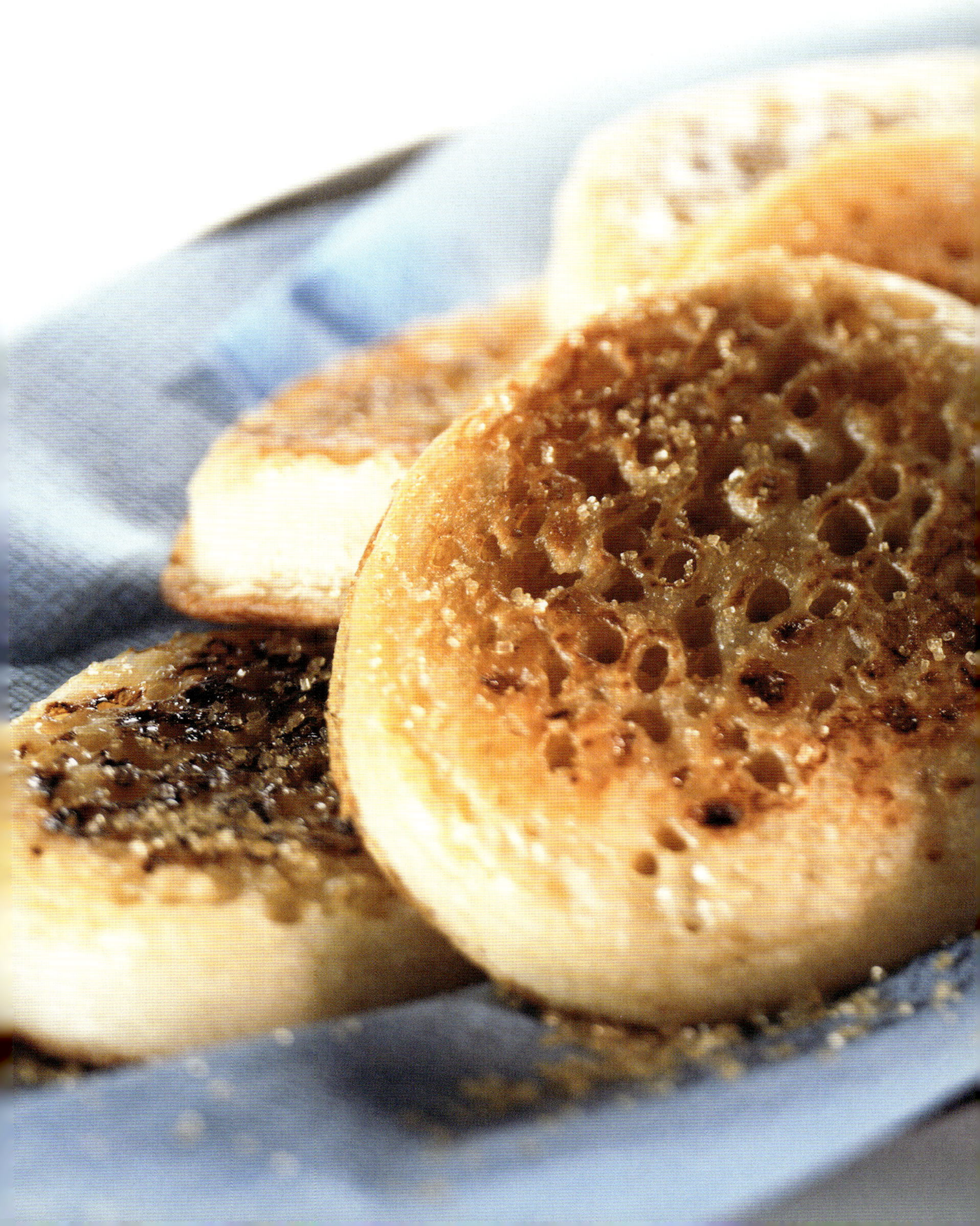

QUE CHOISIR AU RESTAURANT ?

En s'inspirant d'une vraie carte, voici un chapitre dans lequel nous vous invitons à vous montrer de manière concrète, comment effectuer les bons choix au restaurant.

Mezzés froids

Hommos bel tehine
Purée de pois chiches pilés à l'huile de sésame
Plat compatible avec tous types de repas.

Moutabal
Purée d'aubergines grillées à l'huile de sésame
Plat compatible avec tous types de repas.

Salade libanaise
Laitue, tomates, concombre, oignon, menthe
Plat compatible avec tous types de repas.

Loubie bizeit
Haricots verts à l'huile
Plat compatible avec tous types de repas.

Chankish
Fromage blanc au thym, tomate, oignon et persil
Plat compatible avec tous types de repas.

Taboulé
Salade de persil, menthe, tomate, oignons, blé concassé, jus de citron, huile d'olive
Plat compatible avec un repas type M Glucide.

Warak enab
Feuilles de vigne farcies au riz
Plat compatible avec un repas type M Glucide.

Labne
Fromage blanc oriental à la menthe
Plat compatible avec un repas type M Gourmand.

Fattouche
Salade paysanne, pain grillé et sumac
Plat compatible avec tous les types de repas si on supprime le pain.

Moussaka
Aubergines frites, pois chiches, sauce tomate
Plat compatible avec tous les types de repas.

Rouge : plats à exclure pendant la phase 1
Vert : plats autorisés

RESTAURANT LIBANAIS

Mezzés chauds

Foul moudammas
Cuisson de fèves sèches à l'huile d'olive, citron pressé, ail
Phase II en raison de l'IG des fèves (65).

Hommos bil lahme
Pois chiches piles, viande hachée, pignons de pin
Plat compatible avec un repas de type M Gourmand.

Kebbe kras
Boulettes de viande hachée, blé concassé, pignons
Phase II en raison de l'IG du blé concassé et les graisses dans la viande.

Rokak bel jabne
Feuilleté au fromage
Phase II.

Samboussek bel lahme
Rissoles à la viande, jus de citron
Phase II si les rissoles sont fabriquées à partir de pâte feuilletée (sinon M Gourmand).

Fatayer bel sibanegh
Rissoles aux épinards
Phase II en raison du beurre et de la pâte (probablement feuilletée).

Kawaness
Foie de volaille au beurre
Phase II en raison du beurre.

Falafel
Croquant composé d'un mélange de fèves, pois chiches et épices
Phase II en raison de l'IG des fèves (65).

Makanek
Saucisses libanaises
compatible avec un repas type M Gourmand.

Jawaneh
Ailes de poulet déglacées au citron
Plat compatible avec un repas type M Gourmand.

Halloum Mechoui
Fromage blanc grillé
Plat compatible avec un repas type M Gourmand.

Arayess lahmé
Pain libanais farci de viande de bœuf
Phase II en raison du pain.

Arayess jibné
Pain libanais farci de fromage (Haloumi)
Phase II en raison du pain.

Spécialités de viande crue

Kibbe naye
Viande crue de bœuf dégraissée et hachée en purée, oignon, blé concassé
Phase II en raison du blé concassé.

Tableh naye
Viande crue de bœuf sans graisse en tartare
Plat compatible avec un repas type M Gourmand.

Kafta naye
Viande crue de bœuf hachée, persil, oignon
Plat compatible avec un repas type M Gourmand.

RESTAURANT LIBANAIS

Les grillades libanaises

Farrouj moussahab
Coquelet désossé macéré
Plat compatible avec un repas type M Gourmand.

Shish taouk
Blanc de poulet mariné
Plat compatible avec un repas type M Gourmand.

Shish Kebab
Brochettes d'agneau
Plat compatible avec un repas type M Gourmand.

Kafta
Brochettes de bœuf haché, persil, oignon
Plat compatible avec un repas type M Gourmand.

Machaoui
Trois brochettes: Shish taouk, Shish kabab, Kafta
Plat compatible avec un repas type M Gourmand.

Chawarma
Effilement d'agneau macéré et condiment
Plat compatible avec un repas type M Gourmand.

Kastaleta Kharouf
Côtelettes d'agneau
Plat compatible avec un repas type M Gourmand.

Samket harra
Filet de loup, sauce orientale
Plat compatible avec un repas type M Gourmand.

Crevettes grillées
Crevettes grillées
Plat compatible avec tous les types de repas.

UNE SEMAINE DE MENU

	Lundi	Mardi	Mercredi
Petit déjeuner	M Léger	M Léger	M Glucide
	5-6 prunes 2-3 tranches de pain intégral Montignac (ou préparation boulangère pain) Confiture sans sucre Montignac 1 yaourt nature 0% Café décaféiné ou café léger arabica, thé, tisanes, chicorée, lait écrémé/soja	1 compote sans sucre 2-3 tranches de pain intégral Montignac (ou préparation boulangère pain) Confiture sans sucre Montignac 1 yaourt nature 0% Café décaféiné ou café léger arabica, thé, tisanes, chicorée, lait écrémé/soja	1 banane verte 30-50g flocons d'avoines Montignac 125 ml lait d'amandes non sucré 1 yaourt nature 0% Café décaféiné ou café léger arabica, thé, tisanes, chicorée, lait écrémé/soja
Déjeuner	M Gourmand	M Gourmand	M Gourmand
	Fattoush Brochette marocaines 1 poire pochée	Salade de concombres au yaourt Poulet grillé Fruits rouges	Aubergines aux tomates et aux oignons Frittata kookoo sabzi 1 tranche de pain intégral Montignac 1 fruit frais de saison
Diner	M Léger	M Glucide	M Léger
	Soupe marocaine 1 compote sans sucre	Salade d'épinards au yaourt Couscous aux épices 1 poire pochée	Salade de navets à l'orange Crevettes aux épices 1 pomme au four

Jeudi	Vendredi	Samedi	Dimanche
M Glucide	M Léger	M Léger	M Glucide
1 fruit frais de saison 30-50g Muesli Montignac 125 ml lait de soja 1 yaourt nature 0% Café décaféiné ou café léger arabica, thé, tisanes, chicorée, lait écrémé/soja	1/2 pamplemousse 1 fromage blanc en faisselle 0% Confiture sans sucre Montignac 10 amandes Café décaféiné ou café léger arabica, thé, tisanes, chicorée, lait écrémé/soja	1 compote sans sucre 2-3 tranches de pain intégral Montignac (ou préparation boulangère pain) Confiture sans sucre Montignac 1 yaourt nature 0% Café décaféiné ou café léger arabica, thé, tisanes, chicorée, lait écrémé/soja	1 fruit frais de saison 2-3 crêpes de sarrasin Confiture sans sucre Montignac 1 yaourt nature 0% Café décaféiné ou café léger arabica, thé, tisanes, chicorée, lait écrémé/soja
M Gourmand	M Léger	M Léger	M Gourmand
Salade grecque Boulettes de viande à la sauce tomate 1 fruit frais de saison	Salade de carottes à l'orange Raie aux olives et aux citrons confits Courgettes aux tomates 1 yaourt nature 0%	Humus Salade Meshwiya 1 fruit frais de saison Ces 2 recettes sont de type M Léger mais le cumul des 2 en fait un repas M Gourmand	Salade mixte Tajine d'agneau Epinards aux amandes Gâteau à l'orange et aux amandes
M Léger	M Léger	M Léger	M Léger
Soupe de légumes verts 1 fruit frais de saison	Tomates pilav Jambon blanc découenné 1 compote sans sucre	Salade perse Haricots aux tomates et aux oignons 1 fruit de saison	Salades de betteraves Soupe de lentilles 1 yaourt nature 0%

BESOIN D'UN COUP DE POUCE POUR L'ÉQUILIBRE ?

LES COMPLÉMENTS ALIMENTAIRES PEUVENT VOUS AIDER !

Vous l'aurez compris au fil de cet ouvrage, l'esprit de la méthode Montignac, « être bien pour la vie », est de **maigrir par l'équilibre** plutôt que par la contrainte. Mais au quotidien, chacun ayant ses freins et/ou son lot de mauvaises habitudes alimentaires, l'application rigoureuse de cette méthode ne se fait parfois pas en un jour ! Et s'il n'est jamais trop tard pour apprendre, réapprendre ou veiller à « manger bien », on peut avoir besoin d'un petit coup de pouce pour aider son organisme à accueillir avec plaisir et facilité, le nouveau processus qu'on lui propose...

Fondés sur une alimentation saine, variée et équilibrée, les principes de la méthode Montignac respectent parfaitement les grands piliers de la santé : **équilibre de l'acidité, bon fonctionnement des intestins, dynamisme des organes nettoyeurs** et **équilibre du système nerveux.**

Cependant, il peut suffire du **déséquilibre chronique d'un seul de ces piliers** pour déstabiliser les autres, avec des conséquences diverses parmi lesquelles pour les plus « ordinaires », des **problèmes de digestion, de peau, d'articulations, de fatigue, de stress, de poids, etc.**

L'idée en réalité, c'est que tout est intimement lié ! Alors pour favoriser, remettre en place et/ou encourager l'équilibre de nos fameux piliers, parallèlement à une alimentation bel et bien « soignée », les compléments alimentaires que nous avons sélectionnés pour leur qualité et leur efficacité, sont de merveilleux alliés pour un travail en profondeur... Rapides explications.

Équilibrer l'acidité : fondamental !

Oui, l'équilibre acido-basique doit faire partie de l'hygiène de vie quotidienne. Aujourd'hui malheureusement, l'alimentation moderne se caractérisant notamment par l'augmentation de la consommation de céréales raffinées (pétales de maïs, soufflées, riz blanc...), viandes en excès, charcuterie, laitages, sucre, café et sel (au détriment de celle de fruits et légumes), on déplore qu'une majorité de la population souffre d'acidose chronique.

Attention à la réaction en chaine...

Le principe est simple : en cas d'hyperacidité, l'organisme va piller dans le système osseux (os, cartilage, dents), les produits alcalinisants (calcium, magnésium, potassium...) qui lui manquent. Ainsi après des années d'acidose, subviennent des pathologies comme **l'arthrose, l'ostéoporose, les caries, les calculs biliaires et rénaux, ou encore la polyarthrite.**

En outre, certaines affections peuvent être la conséquence indirecte de l'acidité chronique : rhumatisme, crise de goutte, aphtes, mauvaise haleine, remontées acides (régurgitations), brûlure d'estomac, ulcères, problèmes de peau sèche (eczéma, herpes), baisses du système immunitaire (rhumes, sinusites, otites...), sciatiques, douleurs lombaires, crampes musculaires, fatigue chronique, frilosité, dépression, nervosité, irritabilité, ongles cassants, chute de cheveux...

Pour l'équilibre acido-basique, il est donc bon de...

- Suivre **une alimentation en IG bas**.

- Mesurer régulièrement son Ph (à l'aide de bandelettes disponibles sur le site officiel montignac.com, en magasin de diététique ou en pharmacie)

- Diminuer l'apport d'aliments acides ou acidifiants (cf. tableau ci-après), en particulier viande, produits laitiers et sel.

- Augmenter la consommation d'aliments crus et d'aliments alcalins tels en particulier, les fruits et légumes.

- Manger lentement et mastiquer soigneusement.

- Consommer éventuellement (en cure) du bicarbonate de potassium.

- Cuisiner avec des aromates (romarin, sauge, thym) et certaines épices (curcuma, gingembre, cumin, etc.).

- Consommer des minéraux alcalinisants.

- S'oxygéner par de l'exercice physique régulier et l'apprentissage d'une meilleure respiration (yoga, sophrologie).

- Limiter le stress.

Côté coup de pouce : REGEBASE, un complément alimentaire correcteur d'acidité

REGEBASE est efficace dans la neutralisation des déchets acides. Sous forme de cure, il soulage rapidement les symptômes résultant des surcharges acides (peau sèche, ongles cassants, cheveux secs et fourchus, etc.), et à long terme, il soutient l'organisme dans son travail de désacidification (participe à l'amélioration de l'ostéoporose, aux diminutions des douleurs...).

Contenant un équilibre de sels minéraux basiques, c'est aussi le seul remède alcalinisant contenant les vitamines B1, B2, B3 et B6 qui aident à neutraliser partiellement l'acidité des glucides en favorisant l'assimilation. Le zinc quant à lui, favorise l'assimilation des protéines, et de ce fait, supprime les ballonnements et certains inconforts digestifs. 2 à 3 comprimés aux principaux repas vous faciliteront la vie.

Tableau des aliments alcalinisants / acidifiants

Fruits frais (goût acide)

	ALCANISANT	ACIDIFIANT
Ananas	X	
Citron	X	
Clémentine	X	
Grenade	X	
Groseille	X	
Mandarine	X	
Orange		X
Pamplemousse	X	

Fruits séchés

	ALCANISANT	ACIDIFIANT
Abricot		X
Banane mure	X	
Figue	X	
Poire	X	
Pomme	X	
Pruneau		X
Raisin	X	

Fruits goût mi acides

	ALCANISANT	ACIDIFIANT
Abricots		X
Cerise	X	
Fraise	X	
Pêche	X	
Poire	X	
Pomme	X	
Prune		X
Raisin	X	

Fruits neutres

	ALCANISANT	ACIDIFIANT
Melon	X	
Pastèque	X	

Fruits oléagineux

	ALCANISANT	ACIDIFIANT
Amandes sèches	X	
Noisettes		X
Noix sèches		X
Pistaches		X
Tomate	X	

Fruits doux

	ALCANISANT	ACIDIFIANT
Banane	X	
Dattes	X	
Figues	X	
Pommes douces	X	
Raisin doux	X	

Légumes faiblement amidonnés

	ALCANISANT	ACIDIFIANT
Asperges		X
Aubergine	X	
Brocoli	X	
Cardon	X	
Champignon	X	
Chicorée	X	
Choux	X	
Chou-fleur	X	
Ciboulette	X	
Concombre	X	

	ALCANISANT	ACIDIFIANT
Cornichon	X	
Courge	X	
Courgettes	X	
Cresson	X	
Endive	X	
Épinard	X	
Haricots verts	X	
Laitue	X	
Mâche	X	
Oseille		X
Poireaux		X
Poivrons doux	X	
Potiron	X	
Radis	X	
Rhubarbe		X
Scarole	X	

Moyennement amidonnés

	ALCANISANT	ACIDIFIANT
Artichaut		X
Betteraves	X	
Carottes	X	
Céleri rave	X	
Choux de Bruxelles		X
Echalotes	X	
Navet	X	
Oignon		X
Panais	X	
Persil	X	
Petit pois frais	X	
Pissenlit	X	
Rutabaga	X	
Salsifis	X	

A amidon concentré

	ALCANISANT	ACIDIFIANT
Châtaigner	X	
Patates douces	X	
Topinambour	X	

Légume Lipidique

	ALCANISANT	ACIDIFIANT
Avocat	X	
Olive	X	

Glucides

	ALCANISANT	ACIDIFIANT
Miel		X

Légumes secs

	ALCANISANT	ACIDIFIANT
Fèves		X
Haricots secs		X
Lentilles sèches		X
Pois cassés		X
Soja	X	

Céréales et dérivés

	ALCANISANT	ACIDIFIANT
Avoine		X
Blé complet		X
Farine blanche		X
Farine de maïs		X
Farine d'avoine		X
Fécule		X
Maïs		X
Orge complète	X	

	ALCANISANT	ACIDIFIANT
Pain blanc		X
Pain complet		X
Pâtes		X
Pommes de terre		X
Riz complet		X
Sarrazin		X
Seigle complet		X
Semoule		X

Produits laitiers

	ALCANISANT	ACIDIFIANT
Beurre		X
Crème fraîche		X
Lait de vache		X
Lait humain	X	

Protéines maigres

	ALCANISANT	ACIDIFIANT
Caillé de lait sec	X	
Fromage blanc	X	
Yaourt écrémé	X	

Protéines grasses

	ALCANISANT	ACIDIFIANT
Saint Paulin		X
Comté		X
Chèvre		X
Emmental		X
Gruyère		X

Œufs

	ALCANISANT	ACIDIFIANT
Jaune	X	
Blanc		X

Viandes

	ALCANISANT	ACIDIFIANT
Viande de veau, bœuf		X
Cœur de bœuf		X
Cervelle		X
Crustacés		X
Poissons		X
Volaille		X

Divers

	ALCANISANT	ACIDIFIANT
Alcool		X
Cacao, café		X
Condiments		X
Épices (sauf exceptions)		X
Pâtisserie		X
Sucre intégral	X	
Sucre blanc, blond et roux		X

Équilibrer la flore intestinale : primordial !

C'est élémentaire : si là, ça ne va pas, très vite, plus rien ne va ! Capables de transformer un corps étranger (aliment) pour qu'il intègre l'organisme, les organes de la digestion sont incontestablement précieux ! Aussi veiller de concert à la qualité de ce que l'on ingère (aliments à IG bas, corps gras de qualité...) et à l'équilibre de notre flore intestinale est donc... primordial.

Sinon ?

Le déséquilibre des populations bactériennes de la flore intestinale va gêner, voire empêcher :

- **le travail d'élimination des nombreuses toxines (en créant des ballonnements...),**
- **la formation de vitamines (groupe B et vitamine K),**
- **la bonne absorption des nutriments (glucides, protéines et lipides),**
- **le maintien d'un système immunitaire solide.**

La muqueuse intestinale deviendra poreuse, exposant alors l'organisme aux agressions. En réponse, l'intestin déstabilisera le système immunitaire, nous rendant plus sensibles aux maladies infectieuses même bénignes comme le rhume, l'angine, la grippe, ou la bronchite, mais pourra provoquer également l'apparition d'intolérances alimentaires (au gluten et au lactose par exemple).

En lien : la prise de poids...

Pour lutter contre l'inflammation de la muqueuse intestinale, l'organisme va par ailleurs produire du cortisol, une hormone qui stimule la fabrication du glucose à partir des protéines et diminue l'efficacité de l'insuline. En outre, le cortisol a aussi pour effets d'augmenter l'appétit, de perturber la dégradation et la répartition des stocks de graisses sur le corps, et de déséquilibrer le métabolisme de l'eau donnant lieu à la rétention d'eau. Autant de facteurs qui favorisent et installent la prise de poids !

Premier champ d'action : l'alimentation

Dans la majorité des cas, le suivi des principes de la méthode Montignac suffira à enrayer les perturbations modérées. Nous vous conseillons, lorsque vous commencez la méthode, de faire une cure de 3 semaines de ferments.

En cas de dysfonctionnements intestinaux plus sérieux, il conviendra d'aller très progressivement vers une alimentation riche en fibres, d'abord avec des fibres douces (pectine des fruits, légumes et légumineuses, son d'avoine, algues...) et cuites (légumes cuits, fruits cuits). Il faudra aussi penser à introduire des huiles vierges de 1ère pression à froid pour la restauration de la muqueuse, éviter l'alcool, le café, les produits laitiers, voire le gluten.

Côté complément alimentaire, on a sélectionné Qualiflore

QUALIFLORE répond aux exigences de la **recolonisation d'une flore saine et de son implantation durable**. Grâce aux 5 ferments rééquilibrant de Qualiflore, vous stopperez les dysfonctionnements intestinaux. C'est une aide précieuse pour l'amaigrissement et pour la stabilisation du poids ! Ce sera aussi un véritable allié lors d'une invitation où le repas sera aux antipodes des règles de bien-être Montignac... La prise d'un sachet avant et d'un après, neutralisera ces excès.

Entretenir les organes nettoyeurs : indispensable !

C'est naturel : toutes les fonctions vitales produisent des déchets, dont une partie est revalorisée et recyclée, et l'autre, éliminée.

Toutefois, attention : si la quantité de déchets produite dépasse les capacités de recyclage et d'élimination de l'organisme, le corps devient victime d'« **intoxination** ».

En cause

• **Les aliments raffinés**, (pain blanc, riz blanc, pâtes blanches, sucre blanc, sodas, céréales petit déjeuner...), dont les carences en vitamines, minéraux et oligoéléments paralysent partiellement la transformation des aliments, augmentant donc le nombre de déchets à éliminer.

• **Le manque d'oxygène** : une trop faible oxygénation des tissus va générer davantage de déchets métaboliques.

• **Le manque d'eau**, car l'eau est le vecteur essentiel des échanges, éliminations et réactions biochimiques.

• **Un mauvais transit intestinal**

• **Un déséquilibre nerveux** ; le système nerveux autonome gérant notamment les phases d'élimination.

Si on y ajoute l'intoxication...

Additifs, pesticides, résidus d'engrais, d'hormones et de médicaments sont autant de corps étrangers que l'organisme peine à éliminer.

Quelques symptômes de l'encrassement dû aux toxines :

des **affections irritantes** (cellulite, eczéma, réactions inflammatoires,..). Mais se répercutant sur l'équilibre acido basique et sur la flore intestinale, l'accumulation des toxines peut aussi provoquer une kyrielle de symptômes parmi lesquels **constipation, gonflements gastriques, mauvaise digestion, flatulences, fatigue, excès de mucus, manque de concentration, maux de tête, problèmes de peau, troubles de mémoire, dépression, odeurs corporelles, mauvaise haleine...** Et en complément, **la prise de poids** !

Quid de l'élimination des déchets ?

Elle est assurée par certains organes, appelés émonctoires (centres d'élimination), faisant office de filtres : foie, reins et intestin, dits émonctoires primaires ; poumons, peau et vagin, dits émonctoires secondaires.

Ces centres d'élimination étant la base du « grand nettoyage », idéalement, leurs fonctions devraient être re-boostées avant d'entreprendre de maigrir.

On peut aider l'organisme par le drainage, qui consiste à faire migrer déchets et toxines, à l'extérieur du corps.

Un complément alimentaire adapté : ONADRAINE

Onadraine favorise le drainage des centres d'élimination et du système lymphatique pour éliminer les toxines et aider le travail naturel des organes. Il est conçu pour drainer en même temps les principaux émonctoires.

L'efficacité de la méthode Montignac peut être optimisée avec une cure d'Onadraine sur 21 jours, suivie d'une pause de 3 semaines, puis de nouveau, de 21 jours de prise.

Pour ceux qui ne suivent pas la méthode Montignac, il est préconisé de faire une cure d'Onadraine à l'automne et au printemps.

Équilibrer le système nerveux : juste essentiel !

Responsable des fonctions automatiques du corps, le système nerveux « autonome » se compose de deux systèmes : le « sympathique » qui gère l'action, et le « parasympathique » qui gère l'élimination et la récupération. Le bon équilibre voudrait qu'il y ait alternance entre ces deux états !

Oui mais...

Surmenage, stress, anxiété ou sommeil agité génèrent une nervosité résiduelle qui va exciter le sympathique et inhiber le parasympathique. Récupération et éliminations étant de fait ralenties, **les conséquences sur nos autres « piliers », donc par répercussion sur les régulateurs impliqués dans la prise de poids, sont inévitables.**

Comment rétablir l'équilibre ?

En relançant le système parasympathique, à l'aide par exemple, de méthodes favorisant un état de détente : relaxation, massage, yoga, méditation, ou exercices respiratoires.

Il existe aussi des méthodes thérapeutiques très spécifiques comme la sympathicothérapie qui consiste à stimuler certains points de la muqueuse nasale à l'aide d'un stylet. Certains complexes de plantes et de minéraux peuvent également avoir des actions remarquables.

Le soutien d'un complément alimentaire : CREA ZEN

Efficace quasi-instantanément, Crea Zen agit en encourageant le système parasympathique à rétablir l'équilibre nerveux lorsque l'organisme est « bloqué » en mode sympathique (soit des états de stress, de nervosité, d'insomnie, d'anxiété, etc.).

Les effets combinés du concentré de houblon, mélisse, passiflore et des huiles essentielles de bergamote, marjolaine, petit grain et de mélisse, induiront une détente et une concentration vraiment appréciables.

A prendre matin, midi et soir, l'effet bénéfique de Crea Zen se ressent rapidement. Une cure de 3 boites est toutefois conseillée pour une action durable sur le long terme.

Informations utiles

Visitez sur Internet le portail officiel de la méthode Montignac
www.montignac.com

Vous pourrez y consulter de nombreux dossiers et notamment :
- Les fondements scientifiques de la méthode Montignac;
- Les facteurs de modification des index glycémiques;
- Des informations sur les livres et les produits Montignac.
- Un lien pour suivre le coaching en ligne Montignac

Si vous désirez entrer en contact avec l'équipe Montignac :
info@montignac.com

Les produits Méthode Montignac®

Michel Montignac a créé une gamme de produits alimentaires exclusifs, spécialement conçus pour répondre aux principes de la méthode.

Tous sont riches en fibres, sans sucre ajouté et à index glycémique bas. Ils sont en outre, sans colorants ni additifs ou amidons modifiés.

Parmi eux, les spécialités 100% fruits, le pain intégral, les préparations boulangères, les chocolats à forte teneur en cacao (85% et 99%) et les pâtes à IG bas.

En France, les produits Michel Montignac sont disponibles dans de nombreux magasins diététiques et biologiques (liste des points de vente disponible sur www.montignac.com). Ils sont aussi disponibles à l'étranger et sur internet.

Liste des aliments par IG

IG bas

Foie gras***	0
Alcool	0
Poisson (saumon, thon, sardines, anchois, loup, etc.)***	0
Fromage (gruyère, camembert, mozzarella, emmental, edam, feta, chèvre, gouda, parmesan)***	0
Viandes (bœuf, porc, volaille, veau, agneau, mouton, lapin, saucisses, boudin, viande des grisons, etc.)***	0
Vin, rouge, blanc, champagne***	0
Charcuterie (saucisson, salami, coppa, etc.), jambon (blanc, cuit, cru, fumée, etc.)***	0
Fruits de mer*** (crevettes, moules, huitres, etc.)	0
Mayonnaise, naturelle (œuf, huile, moutarde)	0
Graisse, d'oie, végétale, margarine***	0
Œuf***	0
Café, thé, tisane***	0
Volaille*** (poulet, dinde, etc.)	0
Bœuf*** (steak, pavé, filet, entrecôte, etc.)	0
Crème, fraîche***/**	0
Soja, sauce (sans sucre ni édulcorants)	0
Huile, olive, tournesol, etc.***	0
Crustacés, (homard, crabe, langouste)	5
Herbes et épices, (poivre, persil, basilic, origan, carvi, cannelle, vanille, etc.)	5
Vinaigre	5
Vinaigre, balsamique	5
Avocat	10
Pâtes, spaghettis Montignac à IG bas	10
Pâtes, tagliatelles Montignac à IG bas	10
Blette, bette	15
Lupin	15
Son, de blé, d'avoine...	15

Agave, sirop de	15
Asperge	15
Concombre	15
Brocoli	15
Olive	15
Amande	15
Oignon	15
Champignon	15
Soja, graines/noix de	15
Tofu, (soja)	15
Gingembre	15
Radis	15
Choux de Bruxelles	15
Endive, chicorée	15
Pesto	15
Pignon de pin	15
Rhubarbe	15
Fenouil	15
Céleri, branche	15
Piment	15
Pistache	15
Poivron	15
Choucroute	15
Echalote	15
Groseille, noire (cassis)	15
Cornichon	15
Caroube, poudre de	15
Epinard	15
Courgette	15
Poireau	15
Noix	15
Salade, (laitue, scarole, frisée, mâche, etc.)	15
Choux	15
Cacahuète, arachides	15
Oseille	15
Graines, germées	15

Physalis	15
Céréales, germées (germes de blé, de soja...)	15
Chou-fleur	15
Tempeh	15
Haricot coco, haricot mange-tout, coco plat, cocos, pois mange tout	15
Blé, germe de	15
Ratatouille	20
Citron, jus de (sans sucre)	20
Cacao, en poudre (sans sucre)	20
Aubergine	20
Chocolat, noir 85% de cacao	20
Cœur de palmier	20
Artichaut	20
Cerise, des Antilles, acérola	20
Soja cuisine	20
Sauce tamari, sans sucre ni édulcorants	20
Fructose, Montignac	20
Citron	20
Confiture (marmelade), sans sucre Montignac	20
Amande, farine de	20
Noisette, farine de	20
Chocolat, noir 70% de cacao	25
Cacahuète, purée de (sans sucre)	25
Framboise (fruit frais)	25
Amande, purée de (complète et sans sucre)	25
Noisette	25
Hummus, homus, humus	25
Noix, de cajou	25
Mûre	25
Noisette, purée de (entière et sans sucre)	25
Lentilles, vertes	25
Airelle, myrtille	25
Groseille, à maquereau	25
Pamplemousse, fruit frais	25
Fraise, fruit frais	25

Courge, graines de	25
Cerise	25
Groseille	25
Soja, farine de	25
Haricot, mungo (soja)	25
Flageolet	25
Orge, mondé	25
Pois cassés	25
Baies de Goji	25
Nutella®	30
Mandarine, clémentine	30
Haricots, blancs (cannellini)	30
Tomate	30
Ail	30
Marmelade, sans sucre	30
Haricot, vert	30
Soja, lait de	30
Pomme, séchée	30
Lentilles, brunes	30
Betterave, crue	30
Fruit de la passion, maracudja, grenadille pourpre	30
Amande, lait de	30
Fromage, blanc** non égoutté	30
Lait, frais/poudre**	30
Soja, vermicelle de	30
Lait**, écrémé ou non	30
Navet, cru	30
Lentilles, jaunes	30
Salsifis	30
Poire, fruit frais	30
Avoine, lait de (non cuit)	30
Orge, perlé	30
Abricot, sec	30
Pumpernickel, pain de seigle complet bio Montignac	32
Pain, intégral Montignac	34
Pain, essène (de céréales germées)	35

Grenade, fruit frais	35
Banane, verte	35
Amarante	35
Yaourt, yoghourt, yogourt (nature)**	35
Tomate, séchée	35
Prune, fruit frais	35
Quinoa, cuit al dente	35
Tomate, jus de	35
Pois chiches	35
Pomme, compote de	35
Levure	35
Orange, fruit frais	35
Amande blanche, purée de (sans sucre)	35
Moutarde	35
Haricot, noir	35
Pomme, fruit frais	35
Haricot, rouge	35
Haricot, adzuki	35
Blé dur, vermicelle de	35
Tournesol, graines de	35
Bière, levure de	35
Figue/figue de barbarie, fruit frais	35
Pain, Wasa™ fibres (24%)	35
Tomate, sauce, coulis de (sans sucre)	35
Fallafel, (pois chiches)	35
Brugnon, nectarine, (blanc ou jaune; fruit frais)	35
Lin, sésame, pavot, graines de	35
Pois chiche, farine de	35
Anone chérimole, anone écailleuse, pomme cannelle, corossol	35
Cassoulet	35
Haricots, borlotti	35
Pois chiches, boîte	35
Pêche, fruit frais	35
Céleri rave (cru, rémoulade)	35
Coing, fruit frais	35

Petit pois, frais	35
Maïs, ancestral (indien)	35
Coco, noix de	35
Coco, farine de	35

IG Moyen

Farro	40
Coing, gelée de (sans sucre)	40
Pepino, poire-melon	40
Igname	40
Raviolis, blé dur	40
Pomme, jus de (sans sucre)	40
Carotte, jus de (sans sucre)	40
Sésame/tahini, purée de	40
Fève, crue	40
Pruneau	40
Coco, lait de	40
Carotte, cuite	40
Cidre, brut	40
Pâtes, intégrales al dente	40
Kamut, intégral	40
Haricot, rouge (boîte)	40
Pain, 100% intégral au levain pur	40
Pain, azyme à la farine intégrale	40
Sorbet, sans sucre	40
Sablé, (farine intégrale, sans sucre)	40
Cacahuète, beurre de (sans sucre ajouté)	40
Chicorée, boisson	40
Sarrasin	40
Fallafel, (fèves)	40
Quinoa, farine de	40
Blé, type Ebly	45
Farro, farine de (intégrale)	45
Blé, pilpil de	45

Mangue, jus de (sans sucre)	45
Raisin, jus de (sans sucre)	45
Pâtes, Capellini	45
Pamplemousse, jus de (sans sucre)	45
Orange, jus de (sans sucre et pressé)	45
Banane plantain, crue	45
Couscous/semoule, intégral	45
Tomate, sauce, coulis de (avec sucre)	45
Raisin, fruit frais	45
Lactose	45
Abricot, fruit frais	45
Pain, kamut	45
Kamut, farine de (intégrale)	45
Pain, grillé farine intégrale sans sucre	45
Petit pois, boîte	45
Riz, sauvage	45
Boulgour, bulgur complet (blé, cuit)	45
Airelle rouge, canneberge*	45
Céréales, complètes et sans sucre	45
Epeautre, farine intégrale	45
Pain, épeautre intégral	45
Confiture (marmelade), sans sucre (jus de raisin concentré)	45
Céréales, muesli Montignac	45
Pain, pumpernickel standard	45
Pâtes, spaghettis al dente (cuits 5 minutes)	45
Riz, basmati complet	45
Blé, farine intégrale	45
Marmelade, sucrée	50
Tamarin, doux	50
Ananas, boîte	50
Banane, mûre	50
Pêche, au sirop (boîte)	50
Ananas, jus de (sans sucre)	50
Riz, basmati long	50
Mangue, fruit frais	50

Boulgour, bulgur (blé, cuit)	50
Sushi	50
Surimi	50
Topinambour, artichaut de Jérusalem	50
Céréales, muesli sans sucre	50
Kaki	50
Kiwi*	50
Patates douces	50
Céréales, All Bran™	50
Pain, Wasa léger ™	50
Céréales, barre énergétique de (sans sucre)	50
Litchi, fruit frais	50
Riz, complet brun	50
Pâtes, complètes (blé entier)	50
Figue, sèche	50
Pain, quinoa (environ 65 % de quinoa)	50
Sarrasin, blé noir, farine et pain (intégral)	50
Soja, yaourt au (aromatisé)	50
Seigle, intégral (farine et pain)	50
Chayotte, christophine (purée de)	50
Airelle rouge/ canneberge, jus de (sans sucre)*	50
Biscuit, farine complète et sans sucre	50
Confiture, standard (sucrée)	50
Couscous/semoule, complète	50
Pâtes, Macaroni (blé dur)	50
Fonio	50

IG élevé

Maïs, courant en grains	55
Erable, sirop de	55
Pizza	55
Moutarde, avec sucre ajouté	55
Ketchup	55
Nèfle	55

Biscuit sablé, (farine, beurre, sucre)	55
Riz, rouge	55
Pâtes, tagliatelles (bien cuites)	55
Chicorée, sirop de	55
Ananas, fruit frais	55
Manioc, amer	55
Manioc, doux	55
Dattes	55
Pâtes, spaghetti blancs bien cuits	55
Riz soufflé, galette de riz	60
Pain, hamburger	60
Céréales, Spécial K®	60
Chips	60
Colas, boissons gazeuses, sodas (type Coca-Cola®)	60
Croissant	60
Couscous, semoule	60
Pain, au lait	60
Avoine, porridge, bouillie de flocons	60
Blé dur, semoule de	60
Riz, long	60
Crème glacée, classique (sucrée)	60
Ovomaltine	60
Châtaigne, marron	60
Pâtes, lasagnes (blé dur)	60
Poudre chocolatée, sucrée	60
Riz, de Camargue	60
Miel	60
Pâtes, nouilles/vermicelle chinois (riz)	60
Mars®, Sneakers®, Nuts®, etc.	60
Blé, farine complète	60
Mayonnaise, industrielle (sucrée)	60
Papaye, fruit frais*	60
Courge, (diverse)*	60
Pain, complet	65
Pain, bis (au levain)	65
Betterave, cuite*	65

Raisins secs	65
Coing, gelée de (sucrée)	65
Fruit à pain, arbre à pain	65
Sorbet, sucré	65
Pain, seigle (30% de seigle)	65
Céréales, muesli avec sucre, miel...	65
Melon*	65
Pain, au chocolat	65
Canne à sucre séchée, jus de	65
Châtaigne/marron, farine de	65
Epeautre, farine de (raffinée)	65
Abricot, au sirop (boîte)	65
Fève, cuite	65
Blé, farine semi complète	65
Pâtes, de riz intégral	65
Sucre, blanc (saccharose)	70
Pop corn, sans sucre	70
Maïs, farine de	70
Riz, risotto	70
Riz, blanc standard	70
Tacos	70
Barre chocolatée, sucrée	70
Gnocchi	70
Pâtes, nouilles (blé tendre)	70
Mélasse	70
Céréales, raffinées et sucrées	70
Bouillie de farine de maïs	70
Biscotte	70
Pain, bagels	70
Biscuit	70
Sucre, roux/complet/intégral	70
Banane plantain, cuite	70
Pain, baguette/pain blanc	70
Pain, de riz	70
Brioche	70
Pomme de terre, bouillie et pelée	70

Bière*	70
Millet, mil, sorgho	70
Rutabaga, chou-navet	70
Amarante, soufflée	70
Raviolis, blé tendre	70
Polenta, semoule de maïs	70
Pain, azyme (farine blanche)	70
Pomme de terre, cuite dans sa peau (eau/vapeur)	70
Riz, parfumé (jasmin...)	70
Rutabaga	70
Pastèque*	75
Pâtes, lasagnes (blé tendre)	75
Pain, très blanc, de mie (type Harry's®)	75
Doughnuts	75
Riz, à cuisson rapide (précuit)	75
Gaufre, au sucre	75
Potiron*	75
Riz, farine de (complète)	75
Pomme de terre, en purée	80
Maïzena, (amidon de maïs)	85
Blé, farine de (blanche)	85
Riz, au lait (sucré)	85
Riz, gâteau de	85
Riz, lait de	85
Navet, cuit*	85
Céleri, rave (cuit)*	85
Tapioca	85
Panais*	85
Céréales, Corn Flakes (flocons de maïs)	85
Arrow-root, herbe aux flèches	85
Pain, blanc sans gluten	90
Pomme de terre, en flocons (instantanée)	90
Riz, glutineux, agglutinant	90
Riz, farine de	95
Pomme de terre, fécule de (amidon)	95
Pomme de terre, au four	95

Pomme de terre, frite	95
Maltodextrine	95
Riz, sirop de	95
Amidons modifiés	100
Glucose	100
Glucose, sirop de	100
Blé, sirop de	100
Maïs, sirop de	115

Les titres disponibles chez Alpen Éditions :

- Alcool, vin et santé
- Arrêter de fumer… c'est possible
- Arthrose rhumatismes arthrite
- Asthme sous contrôle
- Astro-Santé
- Attendre et nourrir mon enfant
- Bien vivre après un infarctus
- C'est la thyroïde docteur ?
- Ces aliments qui guérissent
- Ces épices qui nous guérissent
- Contrôlez votre acidité
- Cru ou cuit, la cuisson santé
- Cystites et troubles urinaires
- Découvrez les Index Glycémiques
- Dites non au cholestérol
- Docteur, c'est la prostate ?
- Docteur, j'ai un psoriasis
- Docteur, je ronfle...
- Drépanocytose et thalassémies
- En pleine forme grâce au ginseng
- Énergie et médecine chinoise
- Fatigue chronique, fibromyalgie
- Fini les jambes lourdes
- Garder la forme après 40 ans
- H5N1 la grippe aviaire
- Je nourris mon enfant
- L'antidépresseur naturel : le millepertuis
- L'hypertension artérielle
- L' olivier, trésor de santé
- L'ostéoporose
- La chirurgie esthétique
- La diététique du diabète
- La naturopathie
- La nouvelle ménopause
- La santé bucco-dentaire
- La vérité sur les vaccins
- La vitamine D
- Le bien être par la relaxation
- Le coffret de thé BIO
- Le coffret des huiles essentielles BIO
- Le coffret des tisanes BIO
- Le chocolat, du plaisir à la santé
- Le guide familial de phytothérapie
- Le guide pratique des vitamines
- Le mal de dos, c'est fini
- Le monde des jeux vidéo
- Le pouvoir des oméga-3
- Le précis des oligoéléments
- Le précis de l'homéopathie
- Le régime anti-cholestérol
- Le régime anti-diabète
- Le régime protéiné
- Le sel, attention danger !
- Le sommeil retrouvé
- Le syndrome XXL
- Les 120 plantes médicinales
- Les aliments qui guérissent
- Les bienfaits de la mer
- Les bienfaits du bicarbonate
- Les bienfaits du vinaigre
- Les bons sucres pour maigrir
- Les bonnes pratiques alimentaires
- Les bobos de vos enfants
- Les compléments alimentaires
- Les cosmétiques Bio
- Les couleurs et leur message
- Les massages pour tous
- Les médicaments de demain
- Les migraines c'est fini
- Les miracles du soja
- Les nouvelles plantes qui soignent
- Les plantes du bonheur
- Les 300 remèdes naturels
- Les remèdes de la ruche
- Les secrets de santé des antioxydants
- Les secrets de santé du thé
- Les soins par les huiles essentielles
- Les vertus des fleurs de Bach
- Les vertus des tisanes
- Les vertus du citron
- Maigrir à l'aide des compléments alimentaires
- Maigrir après 40 ans
- Maigrir à la cinquantaine
- Maigrir avec la diététique chinoise
- Maigrir avec la méthode Montignac
- Maigrir avec le régime paléo
- Maigrir selon vos hormones
- Mémoire totale
- Mieux assimiler le gluten
- Numérologie pratique
- Plus jamais fatigué !
- Plus mal au ventre
- Prévenir Alzheimer
- Programme anti-âge
- Programme Détox
- Programme jeunesse
- Rhumatismes : votre ordonnance naturelle
- Relations amoureuses et sexualité
- Rester jeune après 60 ans
- Retrouvez votre souplesse
- Revivre après une séparation
- Se soigner avec un guérisseur
- Soigner et préserver ses cheveux
- Stress contrôle
- Toujours jeune
- Une grossesse heureuse
- Une peau zéro défaut
- Vaincre enfin la cellulite
- Vaincre l'allergie
- Victoire sur l'arthrose
- Vivre avec un enfant hyperactif
- Votre santé par les huiles essentielles
- Votre santé par les plantes